逆齡抗老的7秒肌肉操

拒絕臥床，打倒失智症，鍛鍊中間肌

久野譜也——著
筑波大學大學院教授

前言

prologue

不想老年臥床、罹患失智？

7秒肌肉體操打造一路走到老的身體！

實例證實！
只要運動，
就能變年輕。

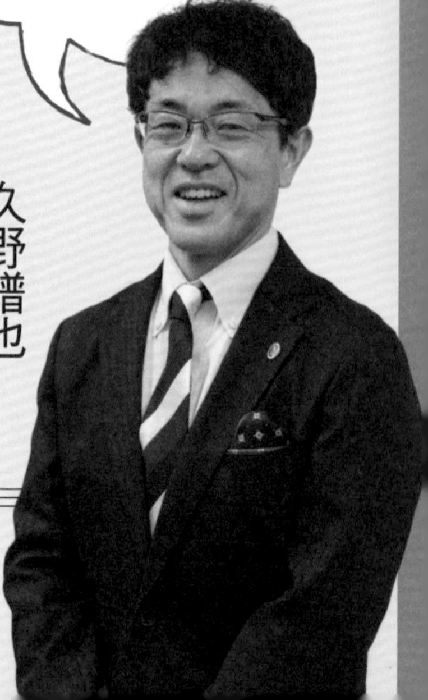

久野譜也
（日本筑波大學研究所教授）

日本厚生勞動省最新調查顯示，日本人的平均壽命，**男性為81．09歲，女性則為86．26歲**。這項數據刷新以往的紀錄，日本成為過去以來最長壽的國家。

從現今生活退休以後，你想怎麼享受晚年生活？旅行、培養興趣、花時間陪伴家人……你的腦海裡會浮現出許多計畫。

然而，現實卻是十分殘酷。

健康壽命是指沒有生病，且日常生活不會受到限制的這段時間。健康壽命比平均壽命短很多，以日本的情況而言，**男性為72・14歲、女性74・49歲**。必須接受照護的人也隨之增加，根據日本厚生勞動省於二〇一六年度「介護保險事業狀況報告」顯示，被認定為需要接受照護的人數，已達到六百三十二萬人。

請您想像一下，自己變得無法行走的樣子。這絕非他人之事。

請您想像一下，無法依照自己的意志來行動，不論行走、如廁、洗澡，都必須藉助他人之力的生活。接著再想一想，家人因為照顧這樣的自己而疲憊不已的模樣……。

人一旦上了年紀，就很容易跌倒；跌倒導致骨折，就需要他人照護。各位應該都知道，這是高齡者長期臥床的原因之一。

想要避免長期臥床不起的捷徑，就是鍛鍊出不易跌倒的身體，這是最好的方法。

跌倒和骨折會導致高齡者需要他人照護，或是因此而長期臥床不起。除此之外，失智症、腦中風等問題也是原因之一。而我們能做到的，就是鍛鍊出不怕跌倒的身體。

不怕跌倒的身體，就是指健壯、有肌肉的體格。

人的肌肉一旦衰退，就會無法抬起雙腳，光是走在有些微高低落差的路面上，便容易腳步踉蹌或跌倒。跌倒時，保護骨骼與關節且避免身體受傷，也是肌肉的工作。

如果什麼都不做，到了三十幾歲時，人的腿部肌肉便會開始減少；40歲過後，肌肉比例會以每年減少1%的速度，持續降低。

你認為一年只減少1%，根本不怎麼嚴重嗎？那可就大錯特錯了！當肌肉量長年下來持續且緩慢地減少，結果會導致**七十多歲的高齡者相較於二十多歲年輕人，肌肉量竟然減少了三成以上**。

舉例來說，你曾在日常生活中，感受過下列幾種狀況嗎？

☑ **覺得活動身體好麻煩**
☑ **比以前更容易感到勞累**
☑ **背部彎曲，開始駝背**

- ☑ 容易發胖，身材開始走樣
- ☑ 無法單腳穿鞋
- ☑ 要從椅子上站起來時，一定得靠手撐著
- ☑ 有時無法在綠燈秒數倒數結束前走完斑馬線
- ☑ 路上什麼都沒有，卻腳步踉蹌
- ☑ 搭電車或公車時，腳步容易站不穩
- ☑ 只要在車站裡爬樓梯，就會喘不過氣
- ☑ 很怕下樓梯
- ☑ 爬樓梯時一定得抓著扶手，否則無法放心
- ☑ 煮菜或是做其他需要久站的事情時，感到很辛苦
- ☑ 大腿和小腿肚上的肉變少、變瘦
- ☑ 走路步伐變小

以上幾種現象，就是肌肉量大幅降低，對身體造成影響的徵兆。也就是「久臥不起」的風險警訊。只要符合其中一項，就要多加注意，這表示你很有可能正在搭乘「久臥不起線」，

中間行經「需要照護」站，並且朝著「久臥不起」終點站前進中。

請務必謹記，**肌肉的衰退，正是引發健康壽命縮短的最大危機。**

那麼，我們又該如何避免肌肉衰退呢？

答案就是「鍛鍊肌肉」，強化肌肉的體操。

許多人為了健康活到老，很注意自己的飲食習慣，但只靠這個，無法活得健康又長壽。

攝取均衡營養的飲食生活確實也很重要。

不過，有科學證據證實，單靠飲食其實無法達到健康又長壽的生活。

根據統計數據顯示，日本高齡者長期臥床的平均時間，男性為8至9年，女性為12至13年。根據日本厚生勞動省的調查，**不注意飲食或缺乏運動，只要滿足「任何一項」的人，長期臥床的時間將高於前述平均值。**

不論飲食或運動，兩者缺一不可，都是健康活到老的重要關鍵。

但實際上，輕忽運動的人卻非常多；再加上坊間普遍提倡「想運動，只要健走就夠了」的觀念，所謂的「健走神話」也十分盛行。

健走和肌肉鍛鍊，在健康方面所達到的效果截然不同，這部分我會在本文中詳細說明。造成高齡者需要照護或臥床不起的原因，即是**隨著年齡增長而流失的肌肉量，以及肌力下降（肌少症）。為了預防這些問題，鍛鍊肌肉是當務之急。**

活動肌肉，不僅能預防長期臥床問題，還能使外表與內心回春，幫助你遠離失智症！

肌肉鍛鍊所帶來的效果，不只可預防長期臥床的問題。

肌肉量增加，基礎代謝提升，更容易燃燒脂肪，可以**改善肥胖症與代謝症候群**。除此之外，身材能變得更緊緻、更勻稱，**使外表瞬間回春**。還能提升體力，**身體變結實，更不容易疲勞**。

也就是說，肌肉鍛鍊**不僅能提升免疫力，還能遠離病痛或身體不適**。

近年來，世界各國正在研究肌肉鍛鍊與失智症預防效果之間的關聯。目前已得到證實，透過鍛鍊肌肉來增加肌肉量，肌肉組織會分泌出一種稱為「鳶尾素」的物質，這種物質會對大腦帶來良好的作用。

還有研究報告指出，活化腦細胞的活動，**有機會預防憂鬱症與阿茲海默型失智症**；還可使掌管記憶的「海馬迴」提高活動，**增強記憶力**。雖然這些資訊尚處於研究階段，無法明確主張「鍛鍊肌肉就能有效預防失智症」。但我個人認為，這樣理解是沒有問題的。

肌肉體操只有3種！
每次7秒、
每週只要3至4天！

話雖如此，對於沒有運動習慣的高齡者來說，「鍛鍊肌肉」可能會比較辛苦一點。請放心，這項訓練內容一次只要7秒鐘，時間短、動作簡單，而且真的有鍛鍊到肌肉，任何人都可以輕鬆實踐。

針對運動新手
只要3個動作，超簡單！

使用椅子
深蹲練習

緩慢深蹲操

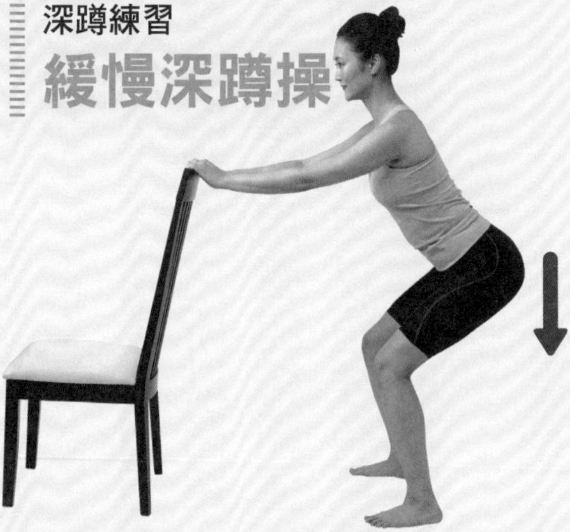

抬起大腿
直到與地面
平行

抬腿操

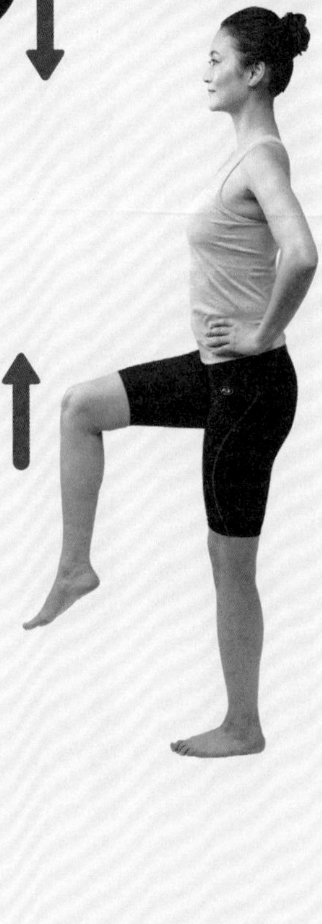

坐在椅子上
舉起單腳

伸展膝蓋操

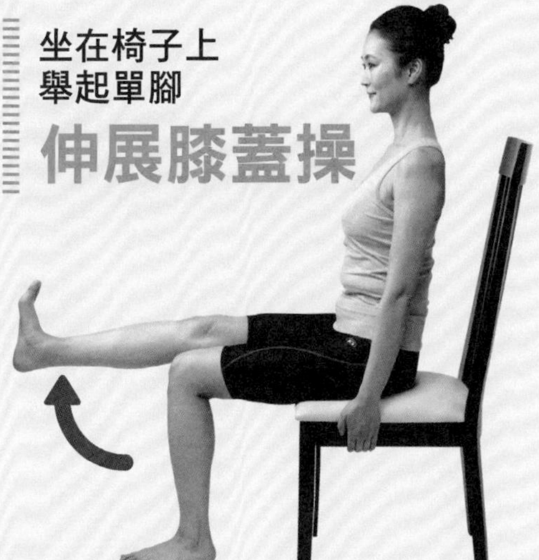

或許有人會不禁懷疑，這麼簡單的體操真的能有效鍛鍊肌肉嗎？

7秒肌肉體操，是針對到目前為止幾乎不會活動身體、討厭運動、不擅長運動的人所設計。因此訓練內容以**達到健康效果的最低限度**為設計方針。

7秒肌肉體操之所以簡單，是為了讓使用者能持續運動。運動必須持之以恆才有意義。

為什麼要採用以最低限度、勉強達標的運動方式呢？

因為我希望各位能夠持之以恆。

如果不長期維持運動習慣，那就沒有意義了；若想鍛鍊肌肉，也必須如此。不論是想保持並增加肌肉量，還是達到前面所提到的**各種健康效果，如果沒有「持之以恆」，便無法達成**。

有些人可能會認為，已經一把年紀了，做什麼都沒用，為此感到束手無策。這樣的想法，大錯特錯。

八十幾歲也好，九十幾歲也罷，與年齡無關，只要鍛鍊肌肉，肌肉就一定會增加。

這也是經過數據證實的事實。
運動不會背叛我們——這是我的信念。我曾指導過一位必須倚賴拐杖，否則無法行走的97歲奶奶，當她持續了3個月的肌肉體操後，變得可以滿懷笑容地小跑步了。奶奶的劇烈變化，令我難以忘懷。
能不能「讓人生重來」，全都取決於你自己。

你想過著久臥不起、接受照護的生活，還是度過精神飽滿、屬於自己的晚年？一切都取決於你。

目錄

前言 不想老年臥床、罹患失智？7秒肌肉體操，打造一路走到老的身體！ 2

開始肌肉體操之前 你辦得到嗎？簡易肌力檢測 18

column 肌肉真的會變成脂肪嗎？ 22

1章 一同見證7秒肌肉體操的超群效果！

恢復年輕活力的祕訣就是「肌肉」！7秒肌肉體操體驗者直擊報導 24

栗原良平先生 81歲
81歲依舊年輕！身體動起來，人生更快樂！ 26

岩崎敦子女士 64歲
不再感覺身體有氣無力，走一整天都不會累 30

木村由里女士 69歲
恢復體力，不僅重拾教保員工作還可以照顧孫子！ 28

今井恭子女士 58歲
血壓從150㎜Hg以上降回正常值，從此不再吃藥！ 32

寺田秀一先生 64歲
體操讓我長肌肉還能回春！常保樂觀好心情 34
倚靠拐杖行走的97歲銀髮族如今擺脫束縛，笑著小跑步！ 36
效果超群、超過10萬人見證！歡呼聲不間斷！ 38

2章 實際操作！7秒肌肉體操

40歲過後，肌肉量逐年減少 每多1歲，就會減少1%！ 40
預防長期臥床的不二法門！鎖定超級肌肉「中間肌」 42
一次7秒鐘、3種體操，一週最少3天！搭配計數有效鍛鍊頭腦 44
遵守肌肉體操三大原則 看見肌肉鍛鍊的效果！ 46
只要這麼做，就能一路走到100歲！ 肌肉體操三大基本動作 48
肌肉體操 基礎篇1 **緩慢深蹲操** 50
肌肉體操 基礎篇2 **抬腿操** 52

肌肉體操 基礎篇3 伸展膝蓋操 54
提升進階學習者的鍛鍊效率！ 肌肉體操三大應用動作 56
肌肉體操 應用篇1 深蹲操 58
肌肉體操 應用篇2 弓箭步操 60
肌肉體操 應用篇3 腳後跟伸展操 62
column 增加肌肉，遠離癌症與猝死的威脅 64

3章 效果加倍！進階肌肉體操

不想長期臥床更要做！ 鍛鍊上半身的4種肌肉體操 66
進階肌肉體操1 抬腿腹肌操 68
進階肌肉體操2 腳後跟抬起操 70

進階肌肉體操3　推牆手臂操　72
進階肌肉體操4　飛機操　74
完美特訓！肌肉體操一週健身計畫　76
做完肌肉體操之後，務必記得拉筋！　78

4章 只要改變走路速度就能變年輕！

肌肉體操搭配健走，雙管齊下防範長期臥床與失智症！　82
Q1 運動不能只靠健走？除了健走，還要做肌肉體操？　84
Q2 最少應該走幾步？目標步數是多少？　86
Q3 隨興走走或悠閒散步能夠達到運動效果嗎？　88
Q4 健走一定要持續30分鐘以上才有用？這是真的嗎？　90

Q5 膝蓋好痛，我該怎麼辦才好？ 92
Q6 拚命努力，走愈多愈好！難道這樣錯了嗎？ 94
column 100歲也依然精神充沛？關鍵答案就是「移動能力」 96

5章 百歲人生的健康管理祕訣

營養不良是長壽的天敵！多攝取肉類、魚類蛋白質 98
少吃碳水化合物！但也不要過度限制 100
小心跌倒與吸入性肺炎！掌握補水時機，口渴前就喝水 102
維持健康習慣的祕訣就是讓健康紀錄「看得見」 104
「外出」是鍛鍊大腦的終極方法 心靈、身體、大腦都能回春！ 106
100歲以前，你想做什麼？為接下來的人生訂下目標吧！ 108
後記 運動，即是讓「運」「動」起來。只要活動身體，就能打開新人生！ 110

本書的使用方法

①請先進行第18～21頁的肌力檢測，判斷自己的肌力等級。

②請搭配檢測結果，實際演練**肌肉體操 基礎篇**（第48頁起）或**肌肉體操 應用篇**（第56頁起）。

根據肌力等級
開始學肌肉體操！

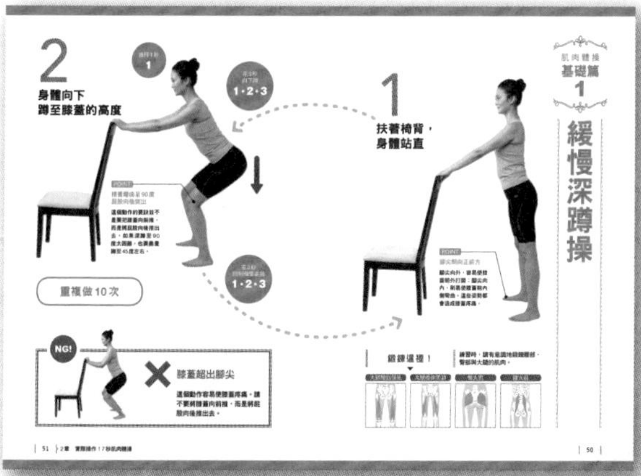

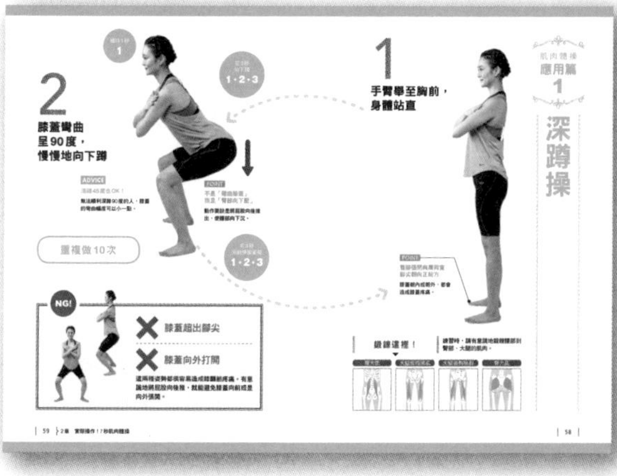

開始肌肉體操之前

你辦得到嗎？簡易肌力檢測

本書將介紹針對新手的「肌肉體操 基礎篇」，
以及針對中高階學習者的「肌肉體操 應用篇」。
請先進行3項檢測，確認自己的肌力等級吧！

檢測1 是否打得開寶特瓶的瓶蓋？

（作法）單手握住寶特瓶，再用另一隻手將瓶蓋打開。

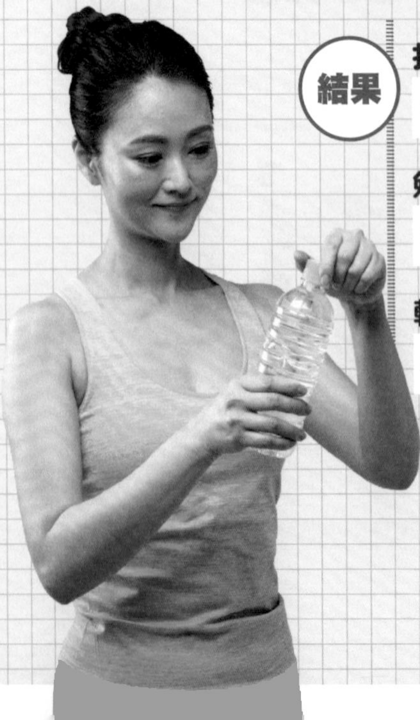

結果

打不開
➡肌力等級為**紅燈**

勉強打開
➡肌力等級為**黃燈**

輕鬆打開
➡肌力等級為**綠燈**

握力與全身的肌力有關。如果你無法打開保特瓶的蓋子，代表你全身的肌力可能正在大幅下降。

檢測 2 是否能夠單腳從椅子上站起來？

作法

①坐在椅子邊緣，雙臂交叉置於胸前，向前伸出其中一腳。

②只利用沒有伸出去的那隻腳站起來。

站起來時，不可藉助其他反作用力！

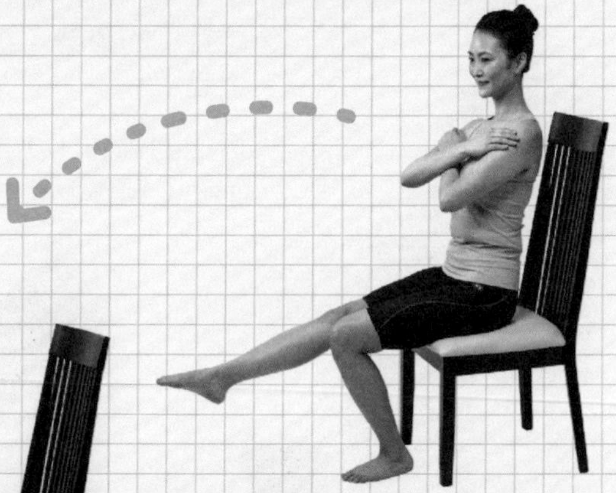

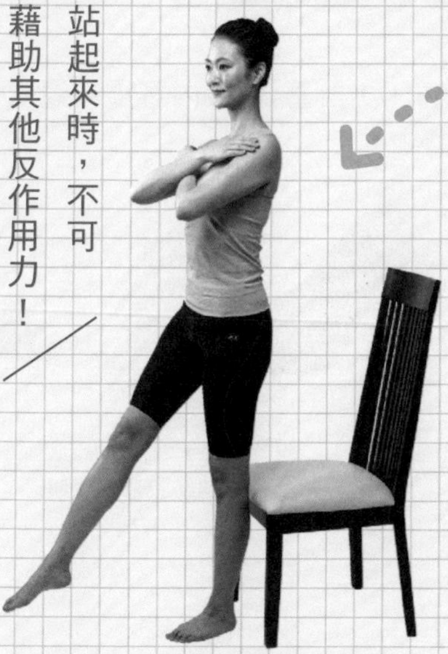

請準備一張高度40～45㎝、穩定的椅子。接著坐在椅子前端，若無法單腳站起來，表示下半身的肌力正在下降。

注意：絕對不要勉強自己，小心跌到。

結果

完全站不起來

➡肌力等級為**紅燈**

能稍微抬起腰部，但無法完全站起

➡肌力等級為**黃燈**

站得起來

➡肌力等級為**綠燈**

檢測 3

仰躺在地，抬起上半身，計算30秒內可以做幾下屈膝仰臥起坐？

（作法）

①拱起膝蓋，身體呈現仰躺姿勢，手臂交叉置於胸前。

②維持①的姿勢，並抬起上半身，手肘碰觸大腿。

③再回到動作①，計算30秒內可重複幾次①～②動作。

手肘碰到大腿就算一次，可以利用反作用力！

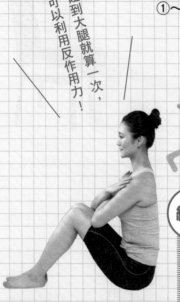

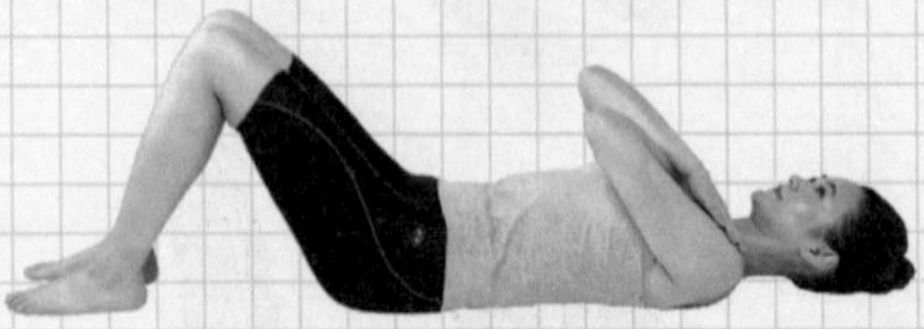

注意：測試時，協助者須壓住受試者的腳。

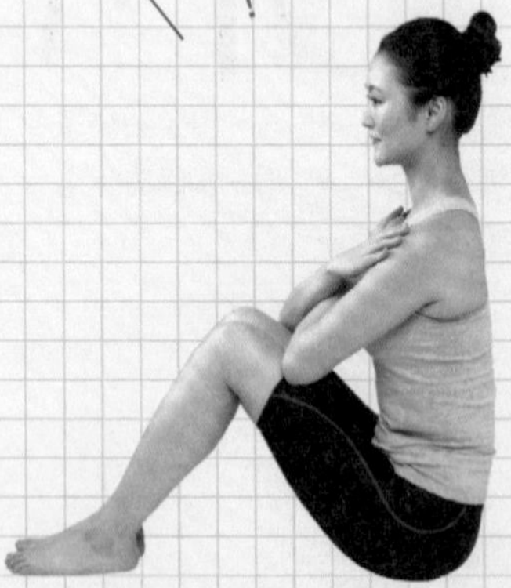

體力指標為腰大肌、腹肌等體幹肌肉，也就是深層肌肉。深層肌肉能夠在運動時讓身體保持平衡，如果這些肌肉開始退化，日常動作便會不穩定。

結果

一次都起不來

➡肌力等級為**紅燈**

1～9次

➡肌力等級為**黃燈**

10次以上

➡肌力等級為**綠燈**

你的肌力檢測結果如何呢？
讓我們從第2章開始搭配檢測結果
實際練習肌肉體操吧！

肌力等級
紅燈

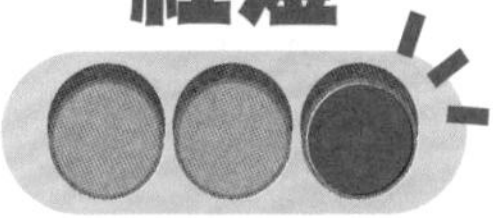

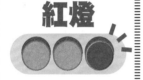

長期臥床、需要接受照護的
高風險族群！
先從**肌肉體操 基礎篇**開始鍛鍊，
每天正確練習並實踐！

肌力等級
黃燈

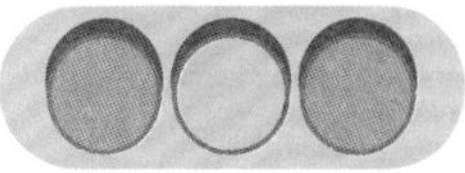

提高**肌肉體操 基礎篇**的
運動負荷量、增加訓練次數，
並搭配**進階肌肉體操**！

肌力等級
綠燈

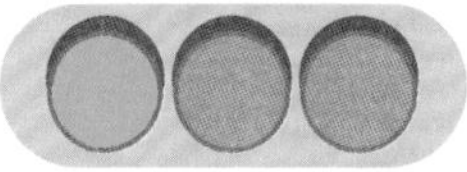

掌握**肌肉體操 應用篇**，
設定更高目標，肌力更上一層樓！
實踐**進階肌肉體操**！

假設你的檢測1結果為「肌力等級黃燈」，檢測2為「肌力等級紅燈」，當判定等級不同時，請配合較低等級的檢測結果，選擇相對應的訓練項目。

年輕時很勇？
驕傲是大忌！

column

肌肉真的會變成脂肪嗎？

年輕時對自己的肌肉引以為傲的運動員，退休後過了一段時間，卻迎來中年發福——身體會出現這樣的變化，其實並不稀奇。

「肌肉全都變成脂肪了！」這雖然是時常聽聞的開玩笑，但事實上，這句話可不見得是笑話。

近年來，竟然有研究報告指出「人的肌肉細胞會隨著老化，轉為脂肪細胞」。

這項研究報告顯示，當肌肉開始衰退到一個時間點後，肌肉細胞的基因會停止運作，脂肪細胞的基因則會取而代之。最後，許多脂肪化的組織會進入肌肉的各個部分，造成肌肉變得像「霜降肉」一樣。

有運動經驗的人容易過於相信自己以往的成就，堅信自己「身體還很硬朗，沒問題」。尤其是以短跑這類運動項目為主，仰賴瞬間爆發力的選手，若長期以來持續運動不足，就會提高身體「變成霜降肉」的機率，請各位記住這一點。

1章

一同見證 7秒肌肉體操的超群效果！

增強肌肉，病痛不翼而飛！
身心都達到驚人的回春效果！
鎖定親身體驗7秒肌肉體操的高齡者，
本章將介紹他們的驚人變化與喜悅之情。

恢復年輕活力的祕訣就是「肌肉」！
7秒肌肉體操體驗者直擊報導

大約二十多年前開始，我在日本全國各地籌措促進銀髮族鍛鍊肌肉之健康計畫。

這項計畫採用e-wellness系統，並且以筑波大學的研究成果為基礎，將本書介紹的7秒肌肉體操與健走結合，提供獨立的運動計畫。我們觀察參加者，並比對他們加入計畫的前與之後，在健康、體力、年輕活力等各項條件上會如何變化。

運動計畫以7秒肌肉體操為主軸，我們請參加者持續進行約3個月至半年的訓練。結果從肌肉率、體脂肪率等身體的組成數據，以及體力檢測得

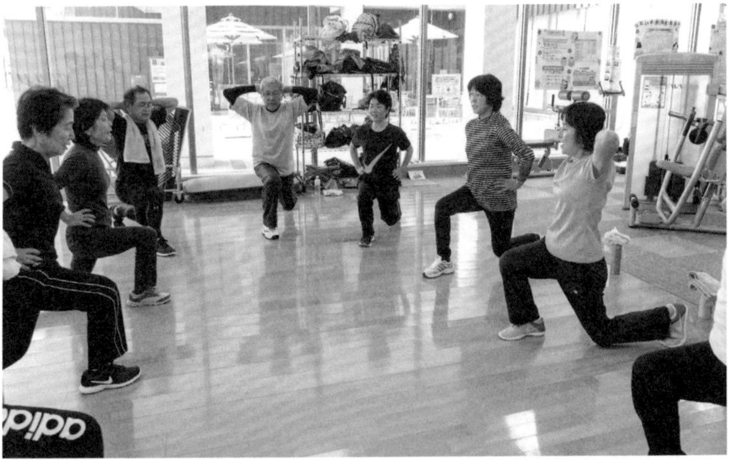

Toride Wellness Plaza健康運動教室。學員從50至90多歲都有，年齡分布廣泛。

知，所有人的體力年齡都好轉了。大部分使用者的體力年齡改善了10～15歲，其中還有一些人的體力年齡回春了20歲以上。正如結果顯示，不管到了幾歲，只要持續鍛鍊肌肉和體力，就能實現讓人生倒帶的願望。

在開始學習7秒肌肉體操的訓練方法之前，我們先來一睹它的神奇效果吧！位於日本茨城縣取手市的Toride Wellness Plaza健康運動教室，是協助我執行此計畫的設施之一。我邀請這間教室的5位學員現身說法，分享體驗者的真實經驗談！

81歲依舊年輕！身體動起來，人生更快樂！

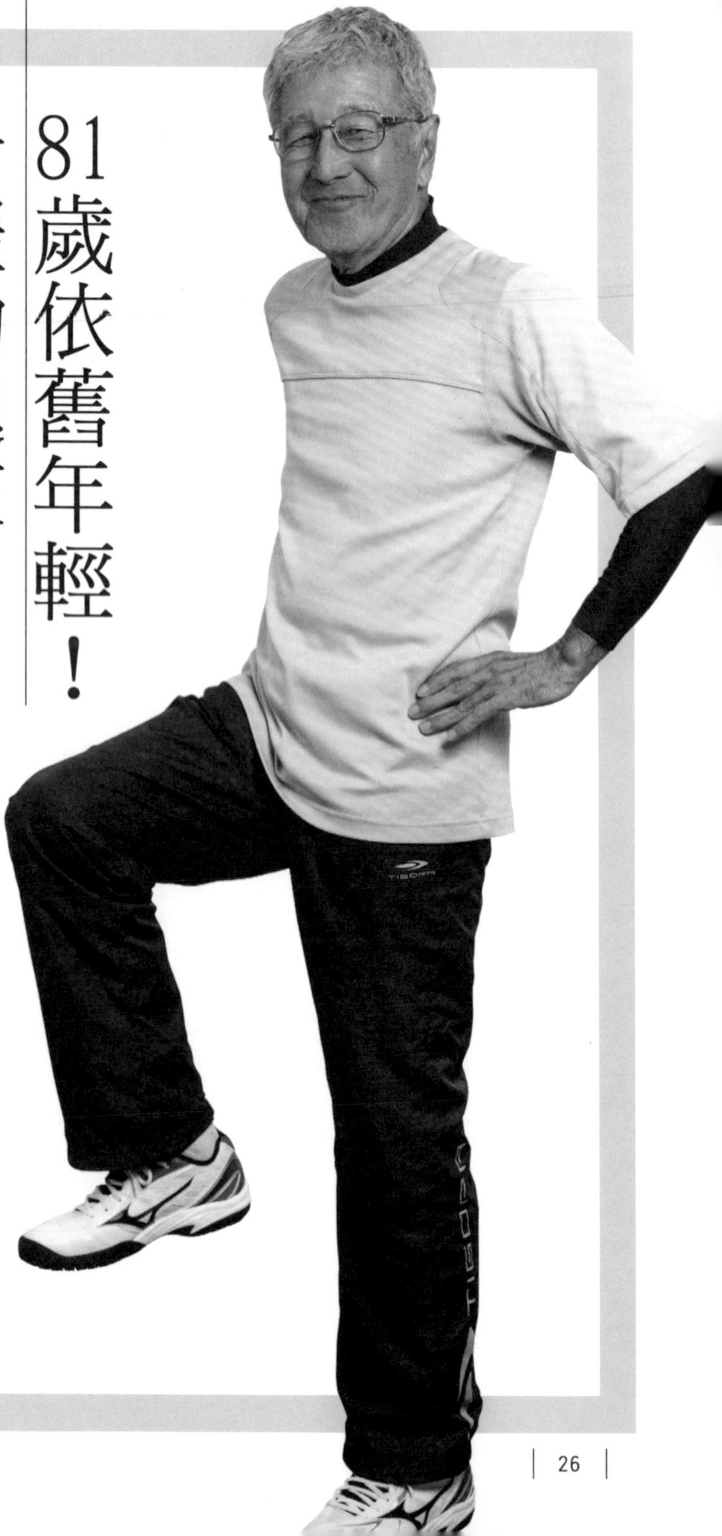

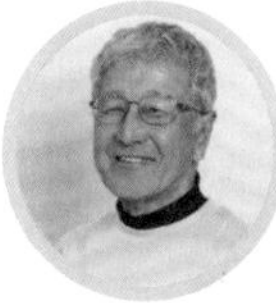

栗原良平

［81歲］

治好腰椎骨狹窄 現在不需要看醫生！

年輕的指標就是對某件事深感興趣，以及馬上去做的行動力。栗原爺爺78歲時在取手市的傳單上看到健康運動教室的介紹，便立刻報名參加。

開始做體操以前，栗原爺爺有椎骨狹窄和膝蓋痛的毛病，但現在已經完全沒事了。他不僅長了肌肉、持久力提升，在心境上也變得更樂觀向上。時常注意血壓等檢查數值、留意飲食健康，能為我們的健康帶來加乘效果。

除了健康運動教室以外，他每個月還會參加一次「健走會」等活動，和夥伴待在一起的時間變多了。栗原爺爺愈來愈容光煥發，他把大家運動的模樣視為一種鼓勵，未來他也會繼續努力。

栗原爺爺和朋友參加「健走會」，從日本橋走到取手，真是活力充沛啊！請好好享受運動的樂趣，但也不要太勉強自己喔。

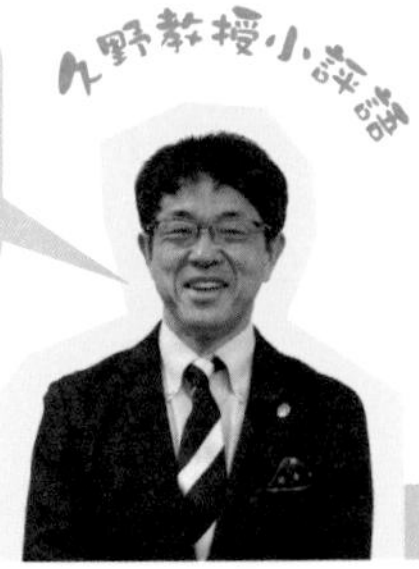

恢復體力，不僅重拾教保員工作還可以照顧孫子！

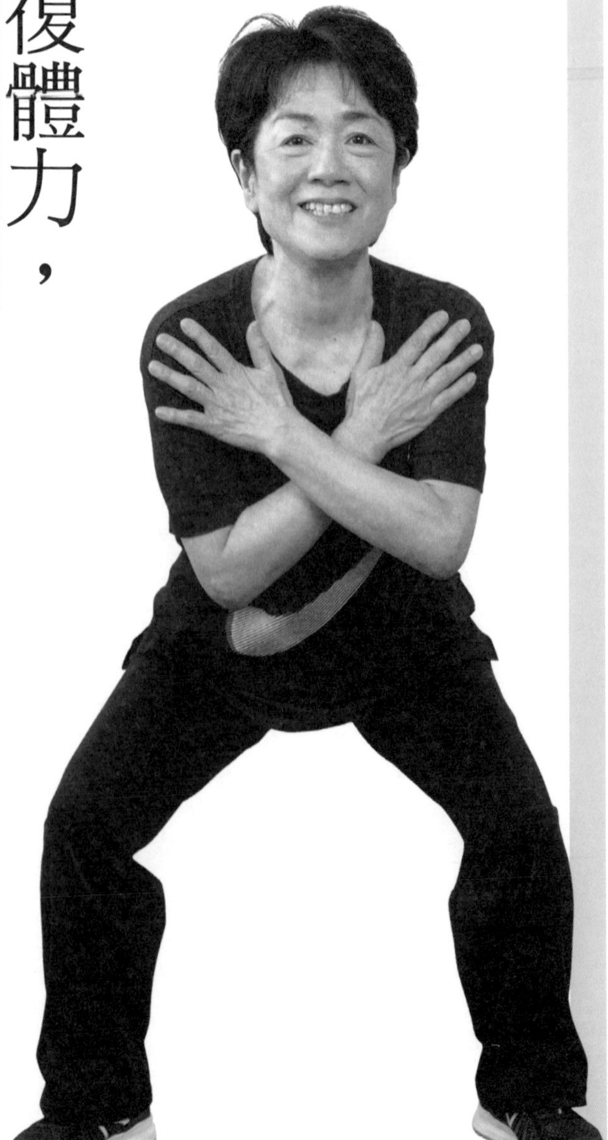

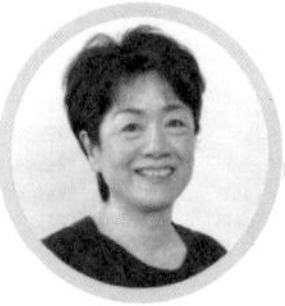

木村由里

［69歲］

照護母親的難熬時期
藉由運動讓自己保持樂觀

任何人在得知木村女士的實際年齡為69歲後，都會感到十分震驚。能夠擁有如此年輕的外表，正是肌肉體操的恩賜。木村女士在運動教室裡活動的身姿簡直如魚得水，看著她現在的模樣，很難想像當初踏入教室時，連一下的腹肌練習都做不了。但是她想和其他同學做相同的訓練，始終不放棄地挑戰，現在可以完成9次的腹肌練習了。

直到幾年前，木村女士一直都從事教保員的工作，體力變好之後，她又回去重操舊業了。此外，她還要照顧100歲的母親和小孫子，多虧現在有了體力，讓她樂此不疲。雖然每天都很忙碌，她卻過得很充實。她希望能繼續做體操，靠自己的雙腳走到終老。

比起一個人努力鍛鍊身體，有伴更能維持動力。和夥伴一起在教室裡練習，可以帶來正面效果！

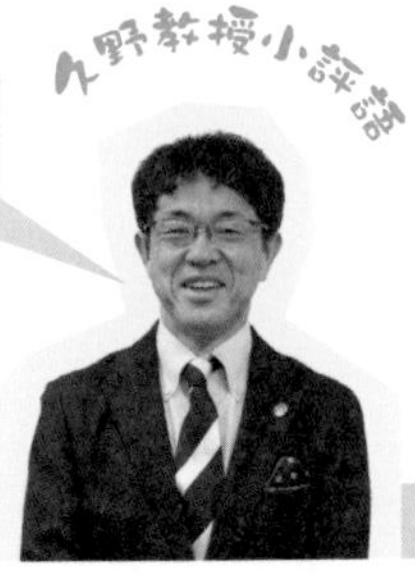

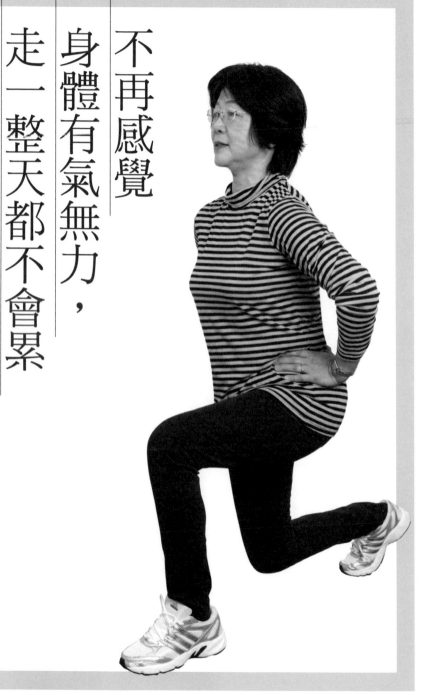

不再感覺身體有氣無力，走一整天都不會累

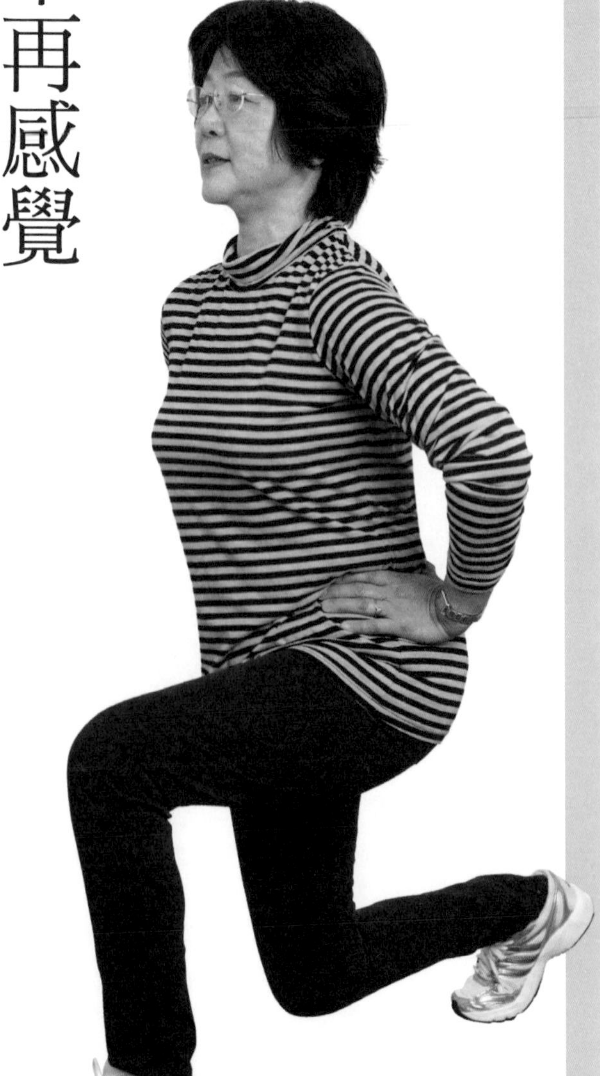

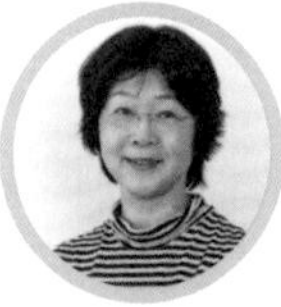

岩崎敦子
［64歲］

以前吃藥也沒用 如今治好偏頭痛、樂觀好心情

岩崎女士希望培養隨時保養健康的運動習慣，也想盡量降低體重。於是她懷著這樣的決心，報名了健康運動教室，不久後便發生意想不到的變化。她原先有偏頭痛的毛病，即使吃藥也沒見效，一直為此而煩惱；開始運動後，她不再頭痛了。

岩崎女士現在會有意識地把體操融入日常生活當中，比如每天刷牙時，她會單腳站著刷牙。

自從參加運動健康教室，她開始會使用計步器。她以前很不擅長走路，現在卻把計算步數當作是一種自我鼓勵，和朋友在街上走一整天都不會累，這讓她深感體力真的變好了。

久野教授小評語

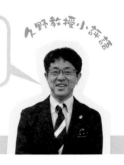

交感神經亢進，導致自律神經紊亂，因而引發偏頭痛。適度運動可活化副交感神經系統，調整自律神經。

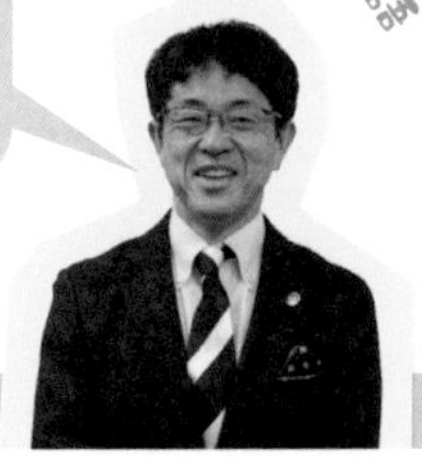

對自己的體力更有自信
屋久島來回10小時登山達成！

今井女士開始做體操之後，原本的高血壓自然而然地下降了。她以前的收縮壓超過150mmHg，需要吃藥控制，直到開始做肌肉體操後，血壓才降到正常值，也因此不用再吃藥了。有了成效，認知自然也會跟著改觀，她開始意識到，在日常生活中多多走動是很重要的事。以前需要開車前往的地方，現在也會走路過去。

最近令我感到非常開心的一件事，就是和家人一起去屋久島看繩文杉，而且來回居然走了10小時！今井女士回憶起這段經歷時，笑著說：「因為養成了走路的習慣，才有辦法達成這項挑戰。」

久野教授小評語

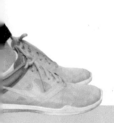

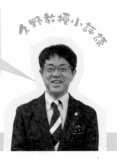

健走等有氧運動，可以使硬化的動脈軟化，並降低血壓。此外，體操鍛鍊出的肌肉還能幫助我們持續運動。

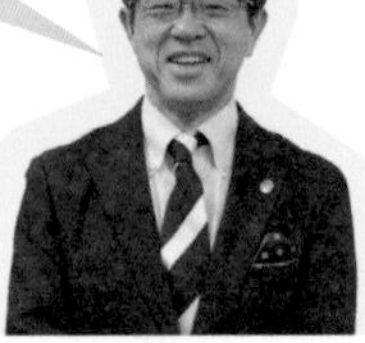

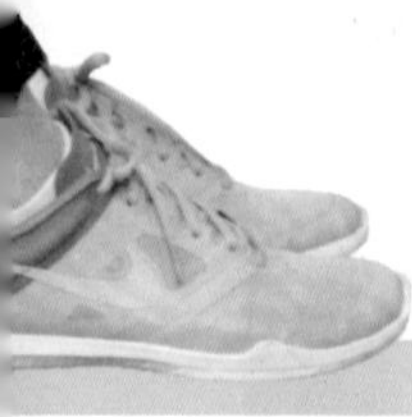

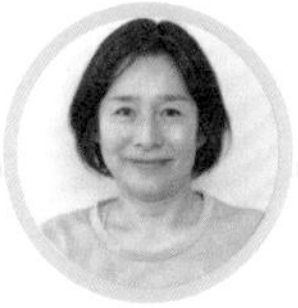

今井恭子

［58歲］

血壓從150mmHg以上降回正常值，從此不再吃藥！

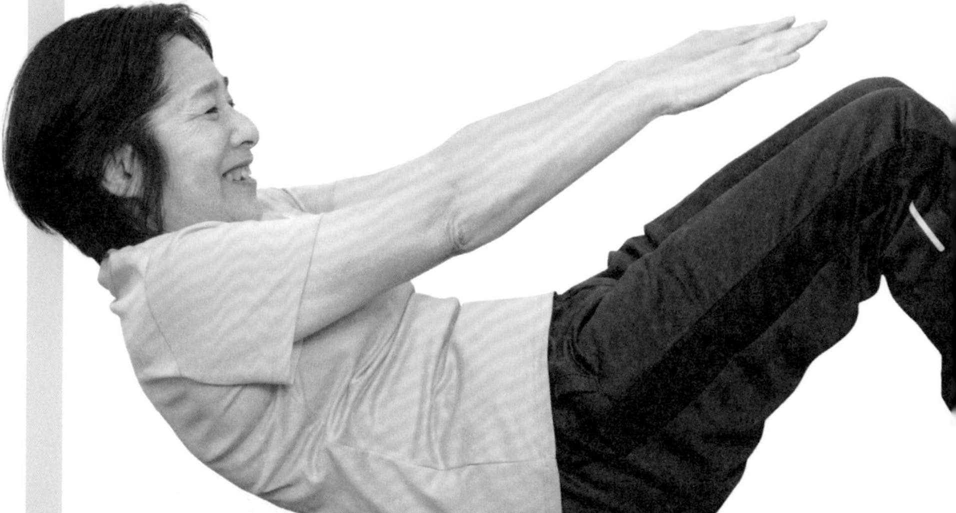

寺田秀一

［64歲］

體操不僅增加肌肉量 身體和心靈也都變年輕

寺田先生60歲退休後，便待在家裡從事設計工作，因此經常需要久坐。他的血壓很高，醫師也曾建議他減重，於是他在2年前參加了健康運動教室。

寺田先生參加後的最大變化就是長肌肉了。對他來說，活動身體變成一項很愉快的活動，運動讓他活得更年輕有朝氣。

他笑著說：「雖然已經64歲了，但跟81歲的栗原先生比起來，我還只是個小毛頭呢。我要繼續努力做體操。」

他之所以會這麼說，有一個很重要的原因。寺田先生的孫子剛出生，他希望孫子長大成人時，自己還能夠保持活力——參加孫子的婚禮正是他現階段的目標。

久野教授小評語

健康的祕訣，即是仔細留意體重、體力、肌肉量等身體變化。定期記錄身體變化，「看見」自己的健康狀態，就是一種很好的方法喔！

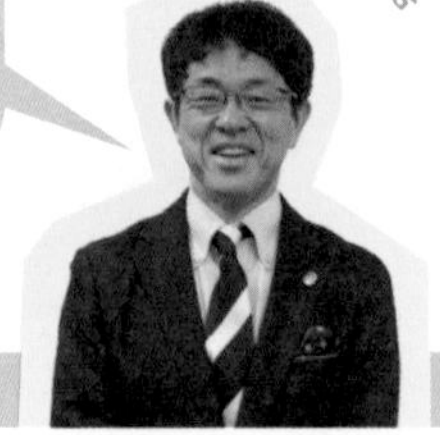

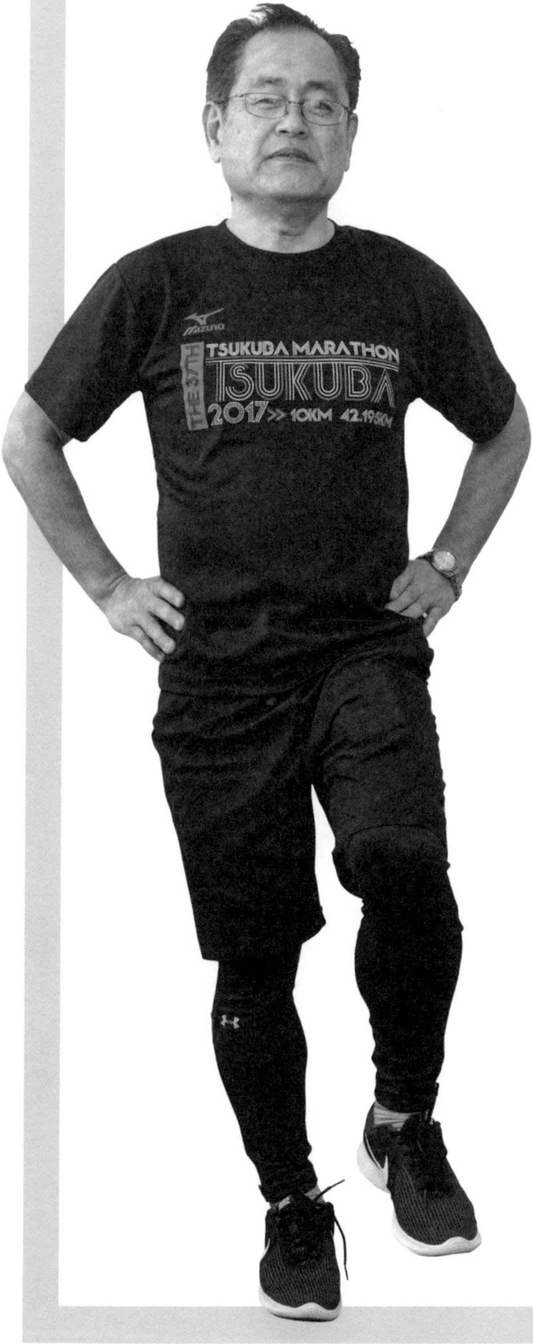

體操讓我長肌肉
還能回春！
常保樂觀好心情

倚靠拐杖行走的97歲銀髮族
如今擺脫束縛，笑著小跑步！

我曾經指導過一位97歲的年長女性練習肌肉體操。**還沒開始做肌肉體操以前，駝著背的她，即使拄著拐杖也只能步履蹣跚地行走**。她這個年紀的人，能自己依靠拐杖行走，其實已經很了不起了。但她的行動很不靈活，不時流露出呆滯的神情。當時我覺得這位奶奶可能開始出現失智症狀了。

可是，在她持續練習肌肉體操的基礎篇（→第48頁～），瞬間變得好有精神。**過了3個月，她找回失去的體力，竟然可以靠自己小跑步，而且不需要拿拐杖**。她的表情也有了驚人的變化，會露出充滿活力的笑容。

就像這個例子，活動身體不只有益於人體健康。我們也能從5位分享者栗原良平先生：「參加健康運動教室後，我找回了年輕的心。」

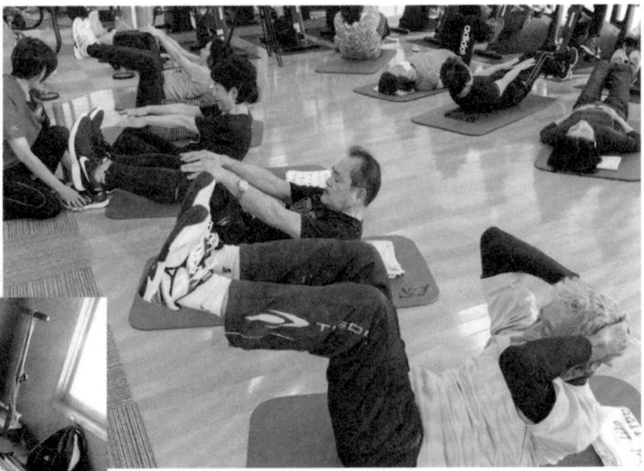

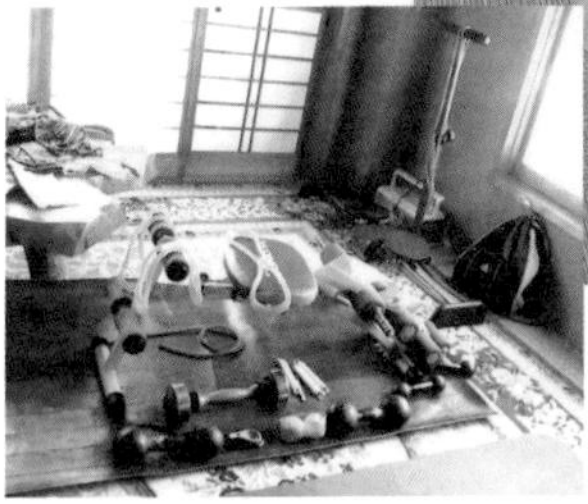

栗原先生家中有各式各樣的運動器材。就像健身房一樣！

的心聲了解到，運動對人的心理也有極大的正面效果，使我們變得更樂觀、找回年輕的心。

比如81歲的栗原良平先生，他曾笑著告訴我，只有在健康運動教室做體操還不夠，他還買了許多運動器材，自己在家開心健身呢。**生理的變化也會影響人的心理，心境的變化更是找回青春的良藥。**

眺望人生百年，我們都希望能夠保持活力、活出自己，走到人生的最後一刻。那麼，肌肉體操正是實現這個夢想最正確的「保險」。

解決
腰痛問題
身體
變輕盈

本來拐杖
不離身
現在和拐杖
說再見

現在很喜歡
運動和外出

效果超群、超過**10萬人**見證！

歡呼聲不間斷！

80幾歲時大腿骨折
差點臥床不起
如今
奇蹟似地復活

健檢指數
大幅改善

實際年齡70歲
體力檢測大改善
變成50歲

許久不見的
老朋友說我
變年輕了！

接下來，換你體驗奇蹟體操術！

2章

實際操作！
7秒肌肉體操

只有3種！每次7秒鐘！
本章節教你如何做7秒肌肉體操，
傳授小祕訣達到運動效果。
請配合自己的體力等級，
選擇「基礎篇」或「應用篇」。

40歲過後，肌肉量逐年減少每多1歲，就會減少1%！

我們必須「運動」，才能免於長期臥床不起的困擾。或許有許多人會把最輕鬆的健走當作每天的功課，但是只靠健走還不夠。

正如我在前言中提及，預防長期臥床的關鍵即是「肌肉」。**健走或慢跑等有氧運動無法鍛鍊肌肉**，關於這點之後我會再詳細說明。唯有健身，才是維持並增加肌肉量的不二法門。

如果不加以鍛鍊，人的肌肉量到了30歲就會開始減少；40歲開始，肌肉量則會以每年1%的速度逐年減少。**70歲世代高齡者的肌肉量，會比20歲世代少三成以上。**可怕的是，我們無法從「外表」看出其中的變化。不管是身材纖細的人、體態適中的人，還是體重和年輕時差不多的人，都曾發生過肌肉大幅減少的案例，這個現象又被稱為**肌少性肥胖**。

＼外表與體重無法看出肌少症的端倪！／

MRI磁振造影檢查
比對大腿切面圖

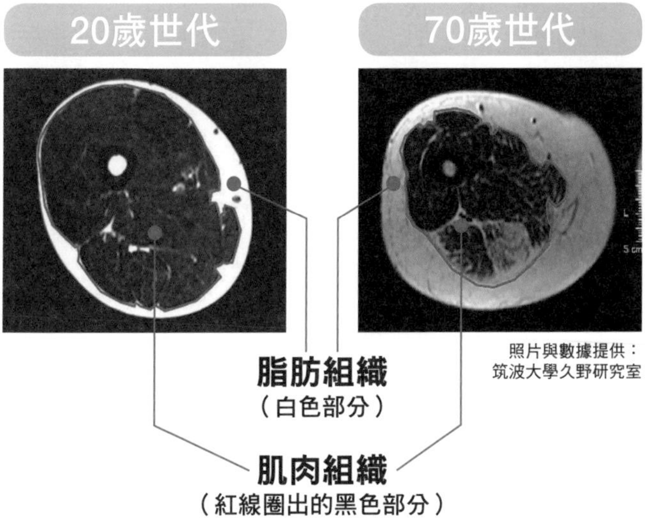

照片與數據提供：
筑波大學久野研究室

體重和年輕時差不多的人、健康且身材勻稱的人、肥胖的人當中，都出現過得到肌少症的個案。如圖片所示，即使70多歲銀髮族的大腿寬度和20多歲年輕人差不多，實際上肌肉組織（肌肉）所占的比例卻少很多。筑波大學的調查結果顯示，70多歲高齡者之中，約有3成的人患有「肌少性肥胖」，特別是女性，更須多加注意。

約有3成的70歲世代罹患肌少性肥胖

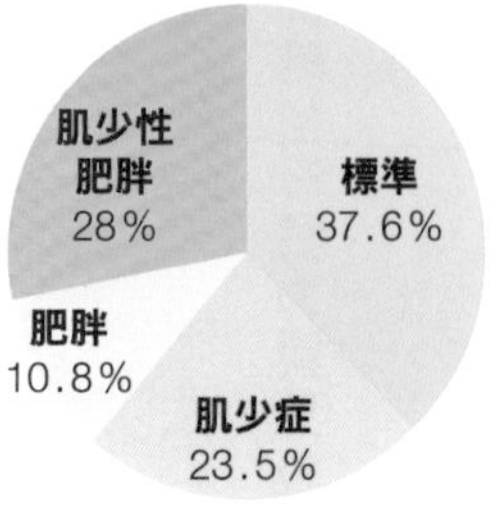

預防長期臥床的不二法門！鎖定超級肌肉「中間肌」

我們的肌肉，可分為紅色的慢肌與白色的快肌兩大種類。紅色慢肌的特徵是持久力高，白色快肌則是在速度與瞬發力等大動作方面表現優異。不妨把這兩種肌肉想像成不用休息，就能在海洋中四處游泳的紅肉鮪魚，以及可以從靜止不動的狀態下，瞬間快速活動的白肉比目魚或鰈魚，這樣應該會比較容易理解。

其中的白色快肌，會隨著年紀的增加而減少。而7秒肌肉體操便是針對快肌進行訓練，最後會鍛鍊出超級肌肉**中間肌**。

中間肌是快肌的好夥伴，擁有速度與瞬發力，同時兼具慢肌的持久力，這就是「去蕪存菁」的混合型肌肉。**增加中間肌，可以提高身體的基礎代謝，同時提升體力與免疫力，使我們遠離肺炎等傳染病以及癌症等疾病。**

增加中間肌
是健康長壽的捷徑！

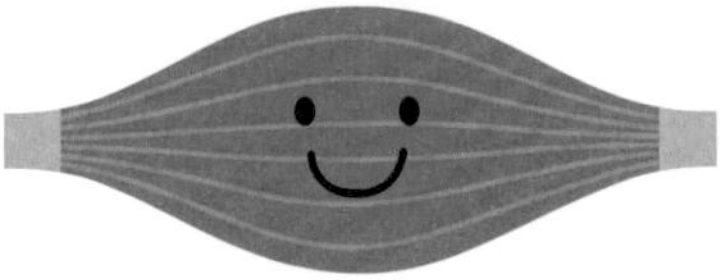

慢肌

紅色肌肉，
持久力佳。

快肌

白色肌肉，
具備優良的瞬發力、
速度，強而有力。

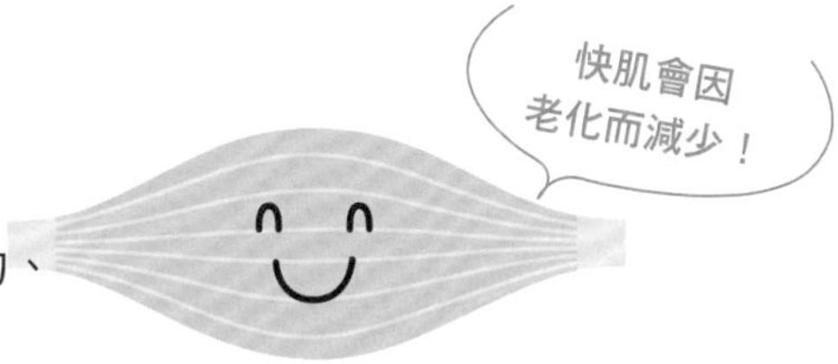

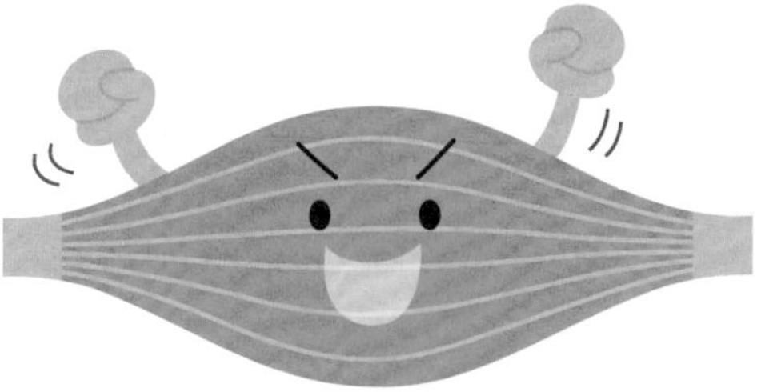

中間肌

一種「超級肌肉」，
快肌的夥伴，兼具慢
肌的持久力。

〈只要增加中間肌⋯⋯〉

基礎代謝提高	體力變好	不易疲勞

燃燒多餘的脂肪 ☞ 身體變年輕！

提升免疫力 ☞ 遠離病魔！

一次7秒、3種體操，一週最少3天！搭配計數有效鍛鍊頭腦

人體肌肉會隨著緩慢且不斷重複的負荷訓練而增加。7秒肌肉體操的練習模式，正是**一種體操以重複做10次為一組**。重複多次動作，做到身體感覺「有點吃力」時，就會出現成效。

一開始可能無法重複完成10次練習，只要達到能力所及範圍的次數即可。**即使無法重複做10次，只要持續練習，就一定能慢慢增加鍛鍊次數**。只能做3次的人挑戰4次，從4次增加到5次，5次增加到6次、7次、8次……，你會愈來愈進步，最終便能達到「目標次數」。這並非只是因為「努力」而達標，也是身體產生變化的體現——也就是**肌肉增加**的證據。

我們先集中練習一組動作，從中學習如何計算秒數與鍛鍊次數吧。邊動腦邊活動身體，也有助於活化腦部喔！

每種體操以「7秒 × 10次」為一組
集中精神，計算次數！

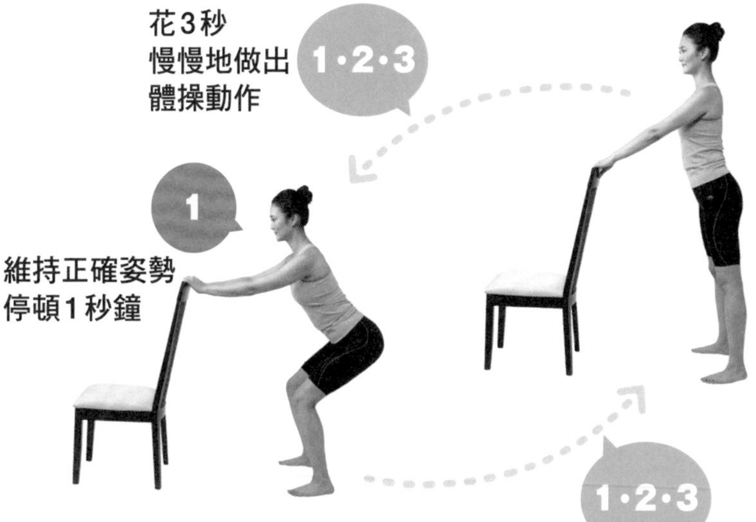
花3秒
慢慢地做出
體操動作
1·2·3
1
維持正確姿勢
停頓1秒鐘
1·2·3

7秒肌肉體操全都是以這個模式重複練習。每個練習最少做10次，中間不休息，成效指日可待。

花3秒慢慢地
回到預備姿勢

停頓1秒時，請計算次數

第1次	1·2·3	1	1·2·3
第2次	1·2·3	2	1·2·3
第3次	1·2·3	3	1·2·3
⋮			
第10次	1·2·3	10	1·2·3

遵守肌肉體操三大原則
看見肌肉鍛鍊的效果！

為了確實增加肌肉，各位在實際操作7秒肌肉體操時，請務必遵守三大原則（請參照第47頁）。

其中最重要的一點就是**慢慢做**。動作太快，就沒辦法增加肌肉的負荷。事實已證明，不論八十多歲還是九十多歲的人，只要鍛鍊就一定能增加肌肉量。不過，該研究的調查結果也顯示，**慢慢做體操的人，肌肉量有增加；做太快的人，卻沒有改善肌肉狀況**。

此外，運動時因太吃力而屏氣，便會導致血壓升高，十分危險。因此執行第45頁的計數法時，記得喊出聲音來，這樣就能保持自然呼吸。活動身體時也不可馬虎，唯有有意識地鍛鍊目標肌肉，方可提升健身效果。如果出現身體疼痛或不舒服的情況，請停止體操練習。

遵守三大原則 體操效果不打折！

原則 1

慢慢做體操

慢慢地執行動作才能鍛鍊到肌肉。不管做任何一種練習，都要貫徹「慢慢來」的原則。

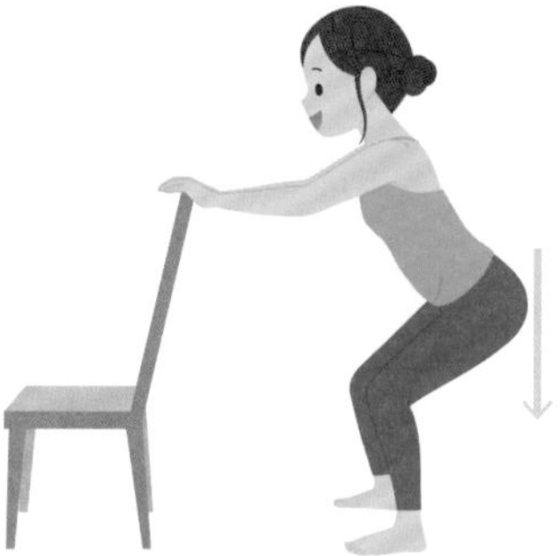

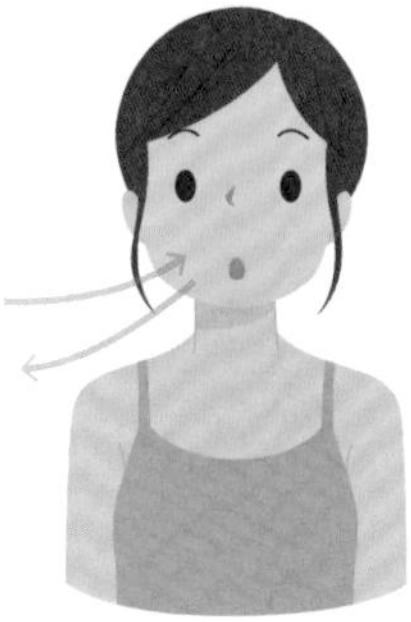

原則 2

請勿屏氣

屏氣會使身體陷入缺氧。執行第45頁的計數法時務必喊出聲音，這樣就能保持呼吸自然流暢。

原則 3

有意識地鍛鍊目標肌肉

每一種7秒肌肉體操的教學頁裡都會標示肌肉部位，請先確認目標肌肉，集中注意力進行訓練。

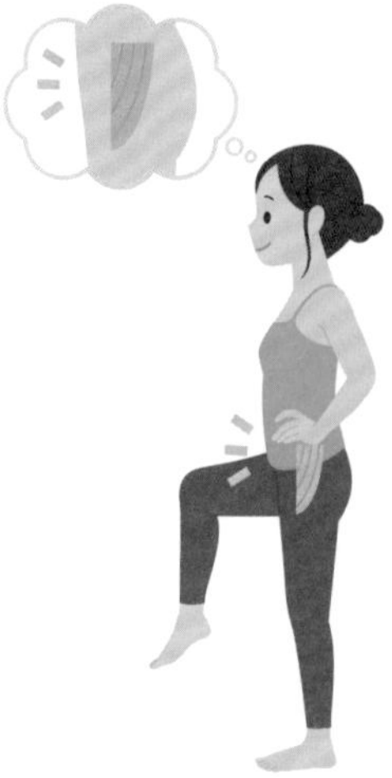

只要這麼做，就能一路走到100歲！肌肉體操三大基本動作

即使你在第18頁～21頁的肌力檢測等級是「滿江紅」，也請不要放棄。只要假以時日多加訓練，就能鍛鍊到肌肉。**人的肌肉量與年齡無關，透過鍛鍊，肌肉量一定可以增加**。

首先，「**肌肉體操 基礎篇**」要介紹鍛鍊下半身肌肉的方法。下半身肌肉包含腰大肌（連接上半身與下半身的深層肌肉）、大腿股四頭肌（大腿前面的肌肉）、大腿後側肌群（大腿後面的肌肉）、臀大肌（臀部的肌肉），這些肌肉部位是我們執行站立、走路等動作時的重要部位，不過它們會隨著年齡增長而率先退化。**預防長期臥床不起的捷徑，就是優先集中訓練我們的下半身肌肉。**

體操訓練分為三大項目，包含扶著椅子或桌子，慢慢往下深蹲的**「緩慢深**

蹲操」；精準鍛鍊腰大肌的**「抬腿操」**；強化大腿肌肉，預防跌倒的**「伸展膝蓋操」**。每隔一天練習1次，一週練習3～4次，持續鍛鍊。

如果開始覺得訓練強度不夠，那就是肌肉順利增加的信號。這時可考慮練習「肌肉體操 應用篇」（第56頁～），提高訓練強度，或是嘗試進階的肌肉體操（第66頁～），慢慢增加訓練的負荷量。

對肌力沒有自信的人
從基礎篇開始練習！

緩慢深蹲操

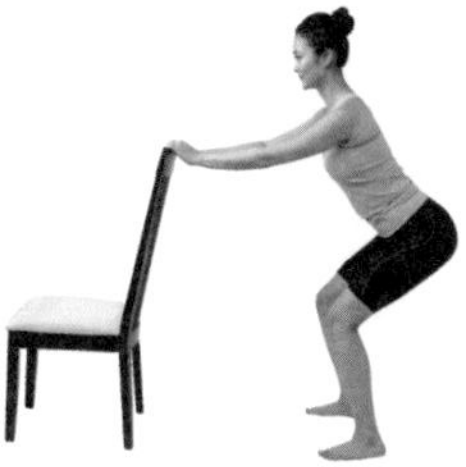

抬腿操

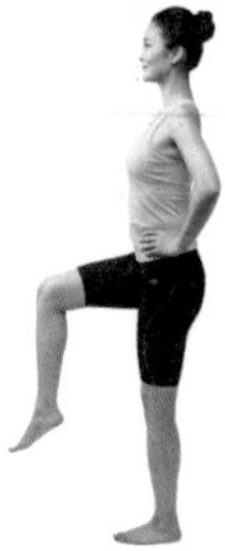

伸展膝蓋操

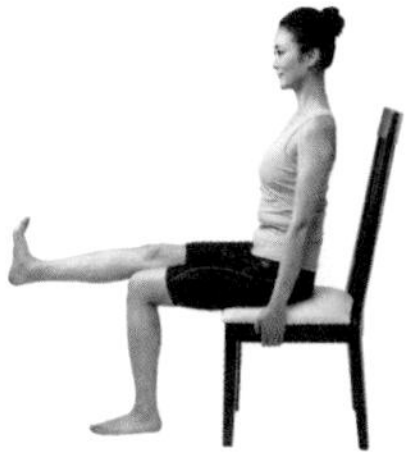

肌肉體操
基礎篇
1

緩慢深蹲操

1
扶著椅背，身體站直

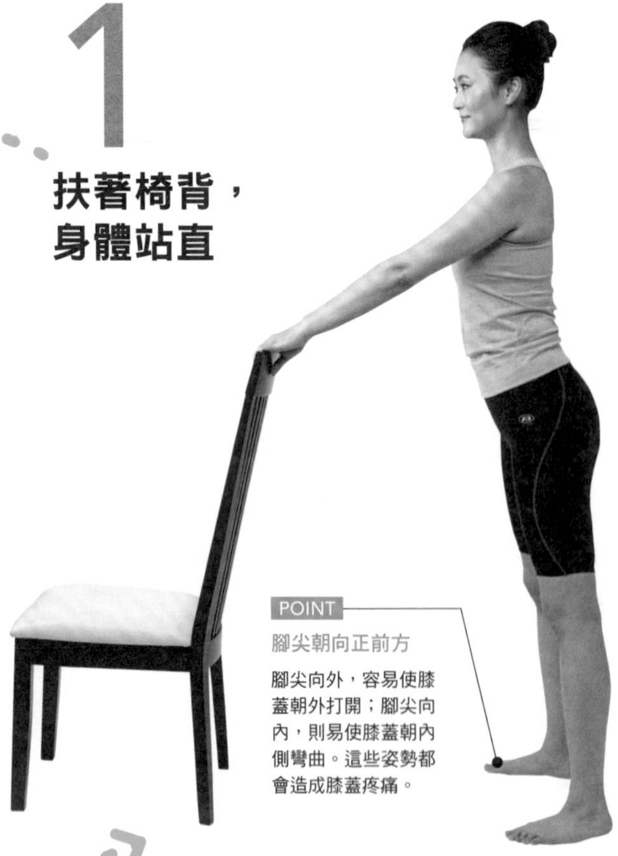

POINT
腳尖朝向正前方

腳尖向外，容易使膝蓋朝外打開；腳尖向內，則易使膝蓋朝內側彎曲。這些姿勢都會造成膝蓋疼痛。

鍛鍊這裡！

練習時，請有意識地鍛鍊腰部、臀部與大腿的肌肉。

大腿股四頭肌

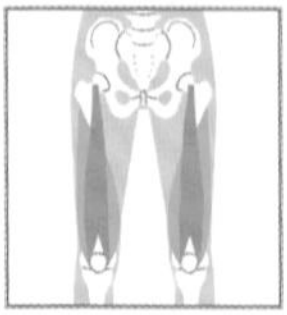

大腿後側肌群

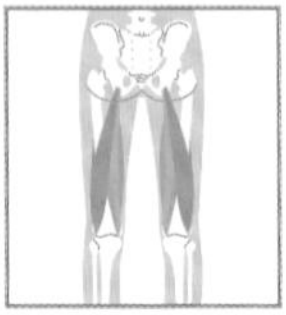

臀大肌

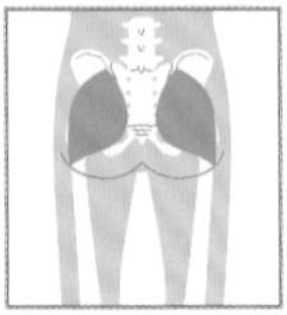

腰大肌

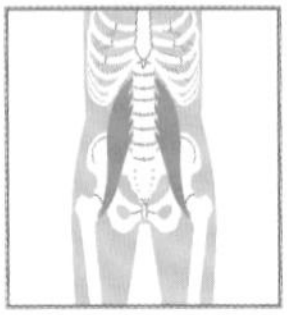

2

身體向下 蹲至膝蓋的高度

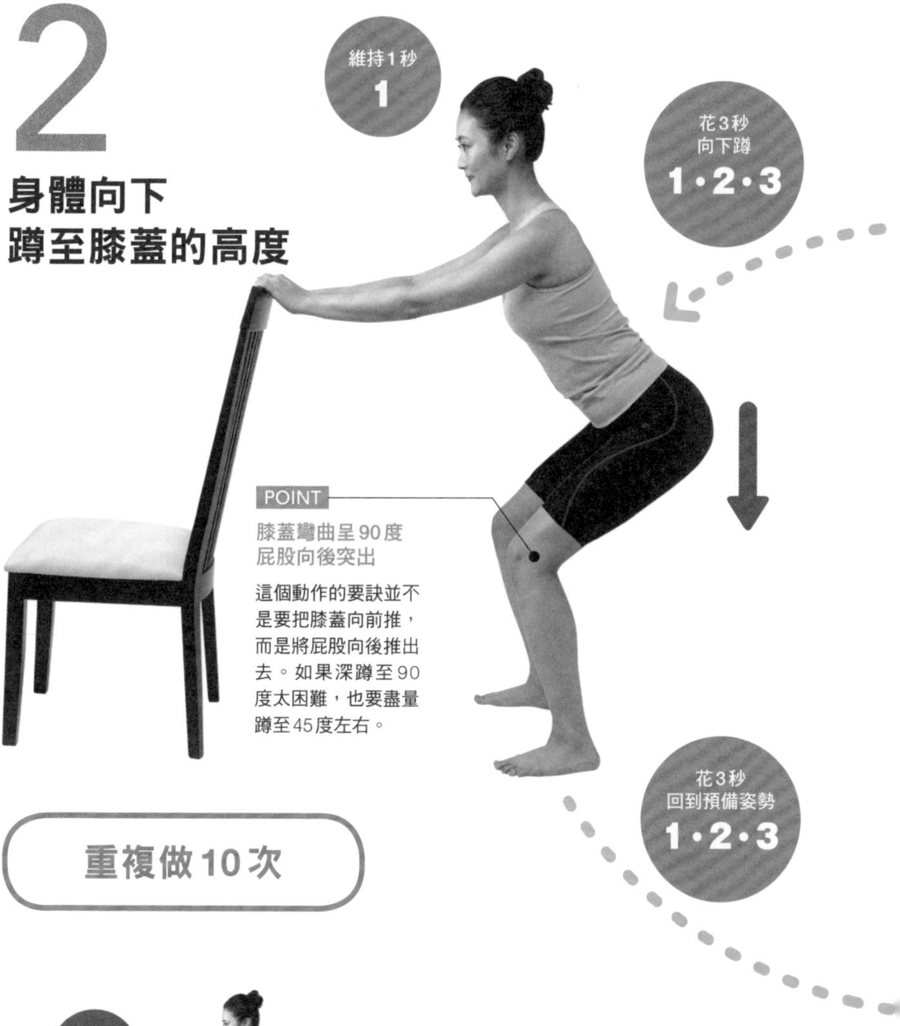
維持1秒
1
花3秒
向下蹲
1・2・3
花3秒
回到預備姿勢
1・2・3

POINT

膝蓋彎曲呈90度
屁股向後突出

這個動作的要訣並不是要把膝蓋向前推，而是將屁股向後推出去。如果深蹲至90度太困難，也要盡量蹲至45度左右。

重複做10次

NG!

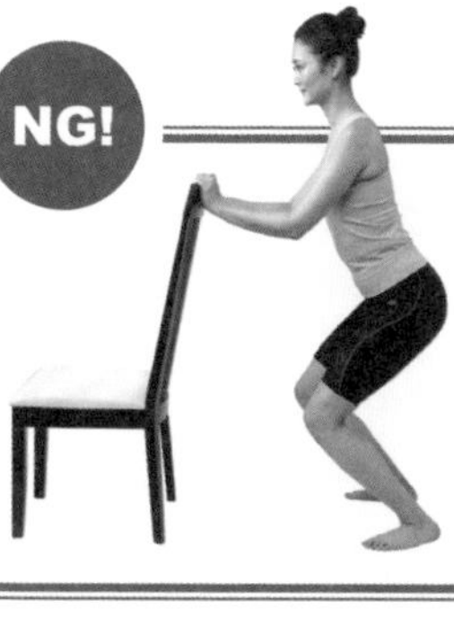

膝蓋超出腳尖

這個動作容易使膝蓋疼痛。請不要將膝蓋向前推，而是將屁股向後推出去。

肌肉體操
基礎篇
2

抬腿操

1

雙腳微開，背部打直，身體挺立

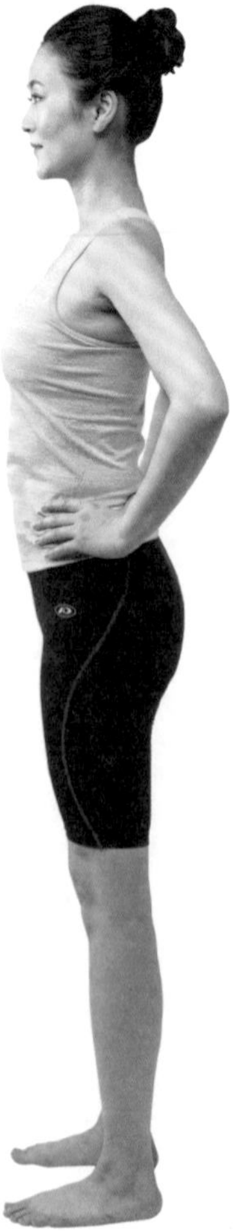

ADVICE

也可以扶著牆壁或椅背

擔心身體容易不平衡的人，可以扶著牆壁或椅背，讓上半身在保持平衡的狀態下執行動作。不過，可不能因此過度依賴牆壁和椅子！

鍛鍊這裡！

腰大肌

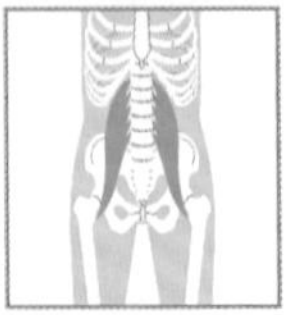

腰大肌是唯一一個連接上下半身的肌肉，因此請有意識地鍛鍊從腰部、腹部到腹股溝的肌肉。

2

大腿向上抬，抬至與地面平行的高度

維持1秒
1

花3秒
抬起大腿
1・2・3

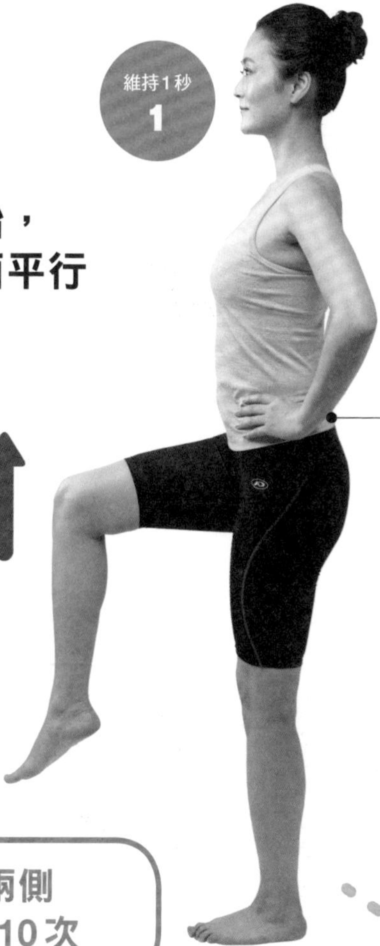

POINT

腰部不能反折

抬起大腿時，注意不要讓上半身往後倒。

花3秒
回到預備姿勢
1・2・3

左右兩側各重複10次

NG!

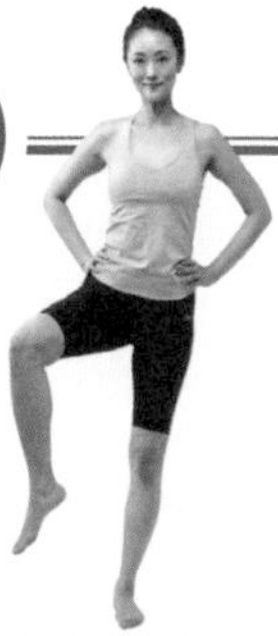

✕ 膝蓋向外打開

如果硬是抬起大腿，膝蓋就會朝外打開。這樣不僅無法鍛鍊到腰大肌，還會造成腰部疼痛。

肌肉體操
基礎篇
3

伸展膝蓋操

1 坐在椅子邊緣，背部打直

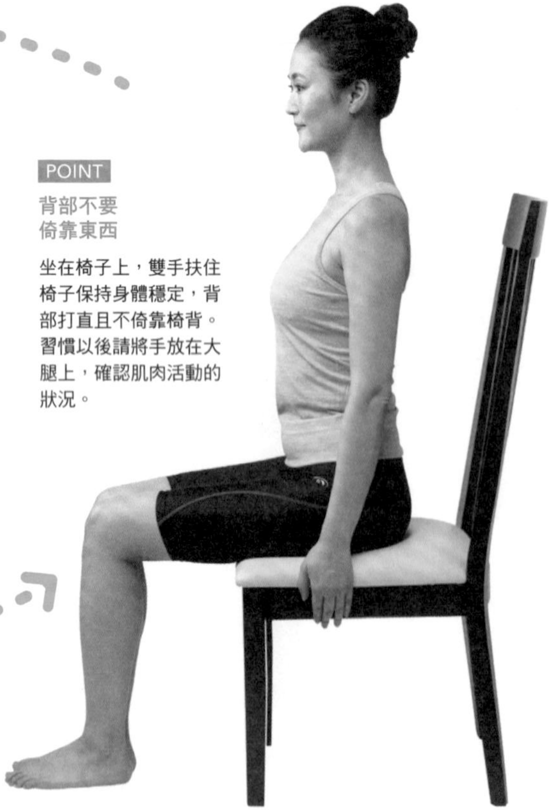

POINT
背部不要
倚靠東西

坐在椅子上，雙手扶住椅子保持身體穩定，背部打直且不倚靠椅背。習慣以後請將手放在大腿上，確認肌肉活動的狀況。

鍛鍊這裡！

大腿四頭筋

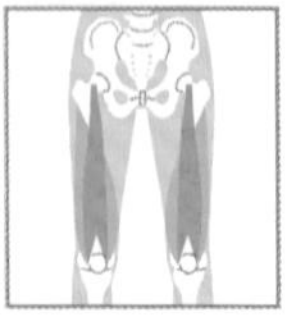

這個大範圍的肌肉，與步行或站立動作的穩定性有關。請有意識地鍛鍊大腿前側的肌肉。

2 慢慢地伸展單邊膝蓋

維持1秒
1

花3秒
伸直膝蓋
1・2・3

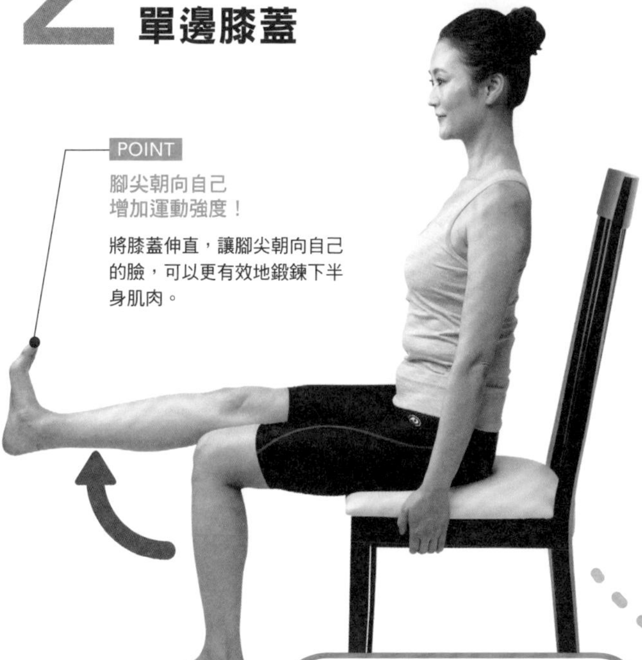

POINT
腳尖朝向自己
增加運動強度！

將膝蓋伸直，讓腳尖朝向自己的臉，可以更有效地鍛鍊下半身肌肉。

花3秒
回到預備姿勢
1・2・3

左右兩側
各做10次

NG!

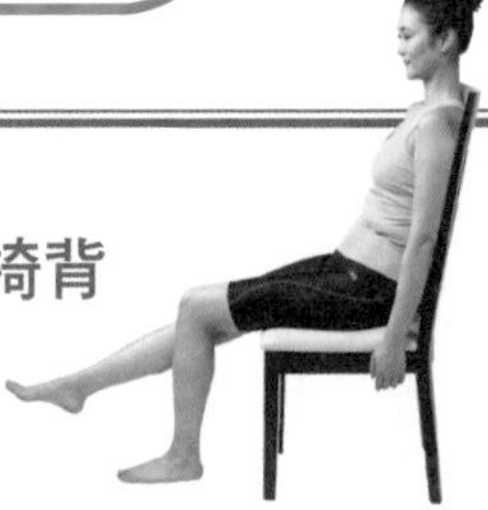

✕ 靠著椅背

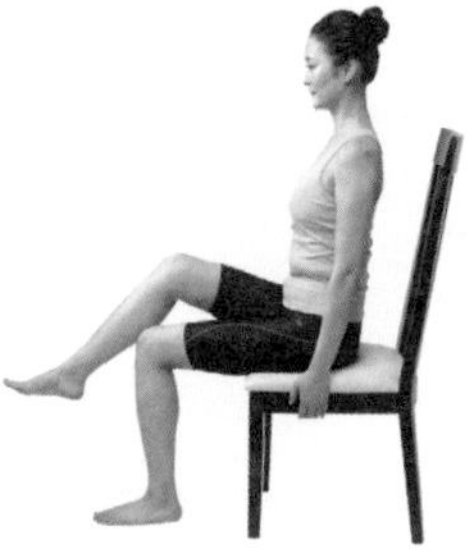

✕ 膝蓋沒有伸直

無法順利將膝蓋打直的人，可以在大腿和椅子之間放一條捲毛巾，這樣就比較容易完成動作。

提升進階學習者的鍛鍊效率！
肌肉體操三大應用動作

本來就有運動習慣，或是對自己的體力有自信的人，可以直接跳過基礎篇，從本頁介紹的「**肌肉體操 應用篇**」開始訓練。

應用篇和基礎篇一樣，是平衡下半身肌肉並集中強化的訓練計畫。不過，應用篇的訓練範圍比基礎篇還要廣泛，提供強度更高的訓練內容。

體操分為三大項目，包含真正鍛鍊到腿部與腰部的「**深蹲操**」；可鍛鍊腰部周圍肌肉，有效預防及改善腰痛問題的「**弓箭步操**」；強化臀部至大腿後側肌群的「**腳後跟伸展操**」。每隔一天練習1次，一週練習3～4次，持續練習。

假若認為相隔一天的練習次數太少，想要每天都練習的人，可以搭配進階肌肉體操（第66頁～）中介紹的上半身訓練項目，每天交互鍛鍊上半身與下半身。

為了達到增加肌肉的目的，間歇休息也很重要。**鍛鍊某個部位之後，需要讓身體確實休息**。反覆做間歇訓練，才能有效率地增加肌肉。同一個訓練項目，不論你預計一天要做幾組，每做完1組，都務必記得要停下來休息。

對肌力有信心的人
從應用篇開始練習！

深蹲操

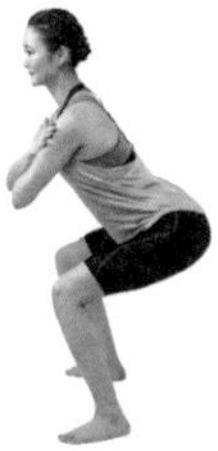

弓箭步操

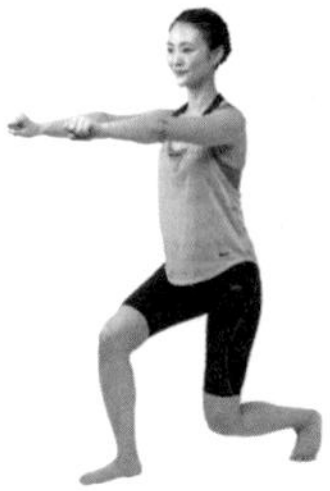

腳後跟伸展操

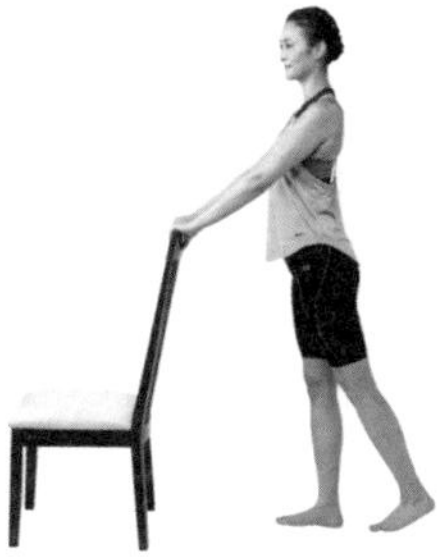

肌肉體操
應用篇
1

深蹲操

1

手臂舉至胸前，身體站直

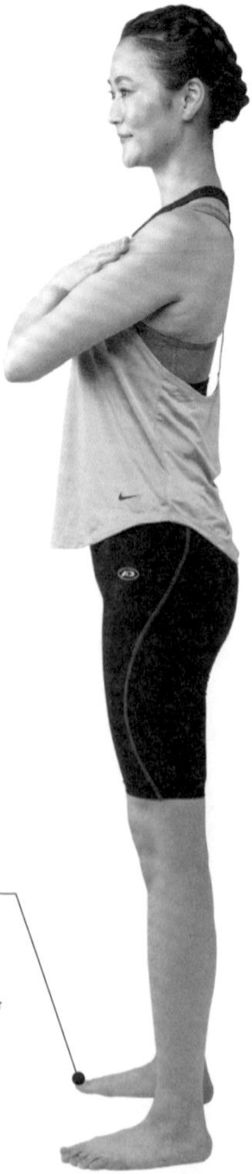

POINT

雙腳張開與肩同寬
腳尖朝向正前方

膝蓋朝內或朝外，都會造成膝蓋疼痛。

鍛鍊這裡！

練習時，請有意識地鍛鍊腰部到臀部、大腿的肌肉。

腰大肌

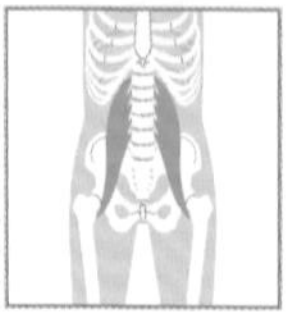

大腿股四頭肌

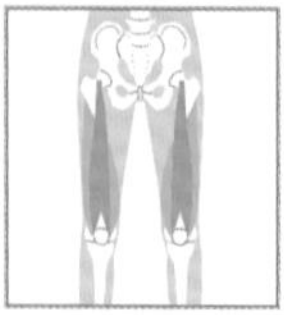

大腿後側肌群

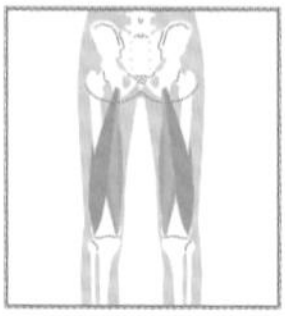

臀大肌

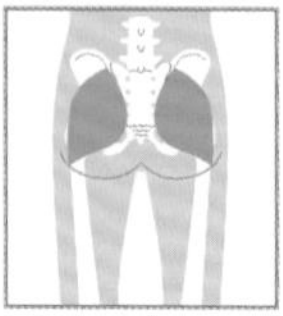

維持1秒
1

花3秒
向下蹲
1・2・3

2

膝蓋彎曲呈90度，慢慢地向下蹲

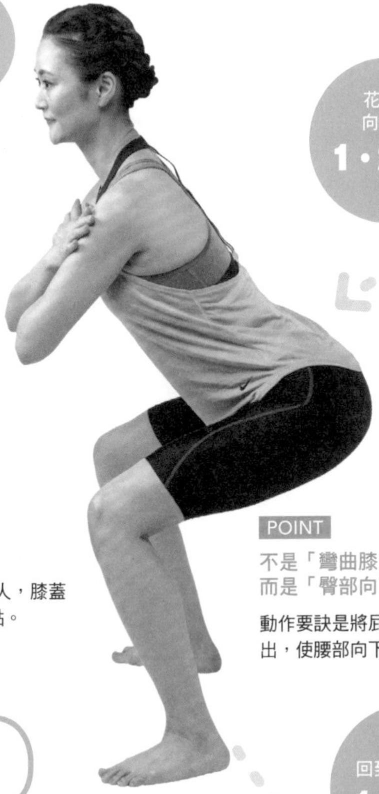

ADVICE

淺蹲45度也OK！

無法順利深蹲90度的人，膝蓋的彎曲幅度可以小一點。

POINT

不是「彎曲膝蓋」
而是「臀部向下壓」

動作要訣是將屁股向後推出，使腰部向下沉。

花3秒
回到預備姿勢
1・2・3

重複做10次

NG!

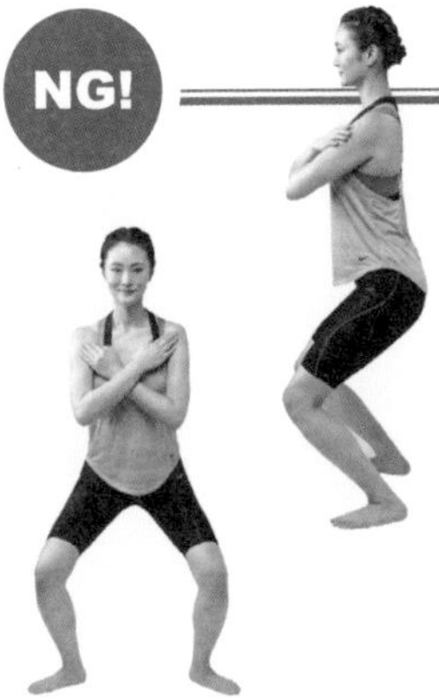

✕ 膝蓋超出腳尖

✕ 膝蓋向外打開

這兩種姿勢都很容易造成膝關節疼痛。有意識地將屁股向後推，就能避免膝蓋向前或是向外張開。

肌肉體操
應用篇
2

弓箭步操

1

手臂彎曲，身體站直

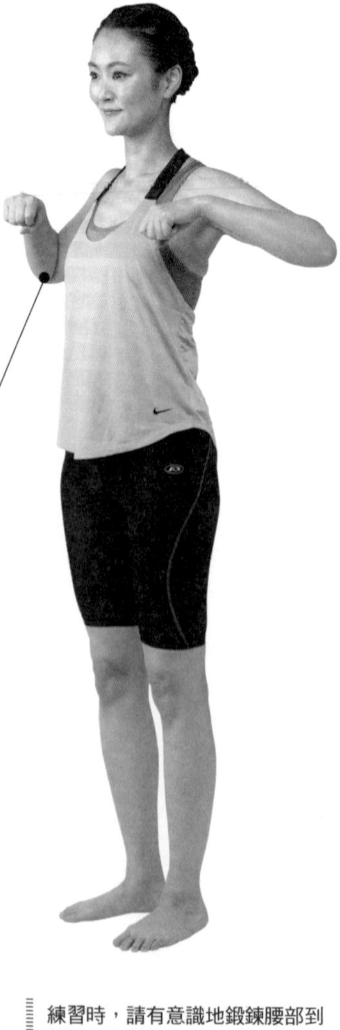

POINT

手臂彎曲
舉至胸前

手掌輕輕握拳，手肘彎曲並舉至胸前。注意背部姿勢，挺胸、背部打直。

花3秒
回到預備姿勢
1・2・3

鍛鍊這裡！

練習時，請有意識地鍛鍊腰部到臀部、大腿的肌肉。

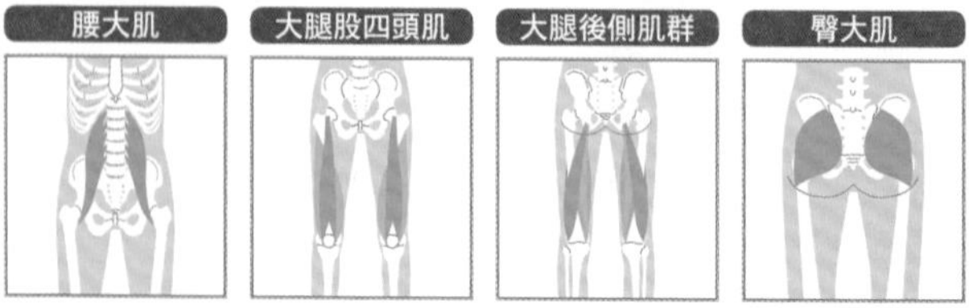

2 單腳大步向前踏、雙手往前推出，緩慢地向下蹲

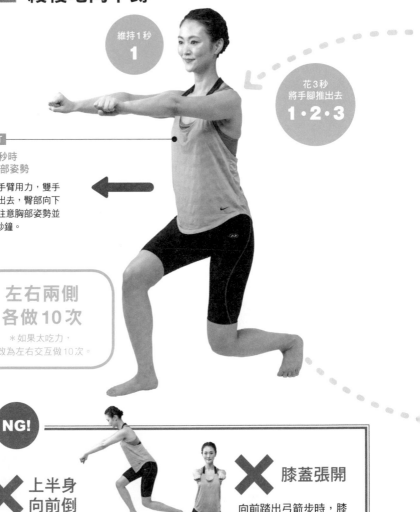

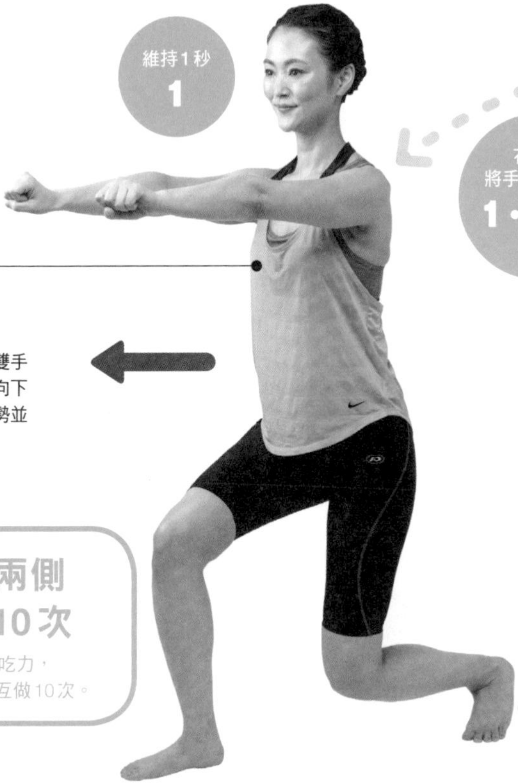

POINT

停頓1秒時
注意胸部姿勢

腹肌與手臂用力，雙手往前推出去，臀部向下深蹲，注意胸部姿勢並維持1秒鐘。

左右兩側
各做10次

＊如果太吃力，
可改為左右交互做10次。

NG!

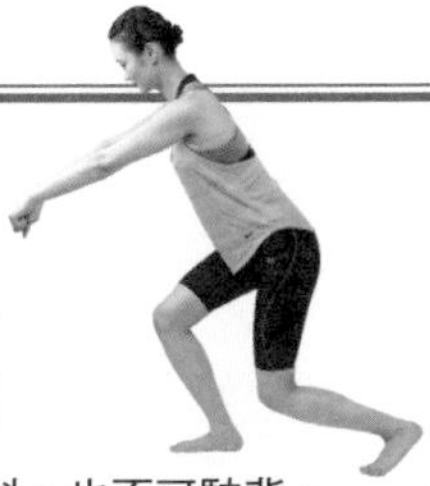

✕ 上半身向前倒

上半身不可向前傾斜，也不可駝背，否則便達不到訓練效果。腰部以上請維持筆直的姿勢。

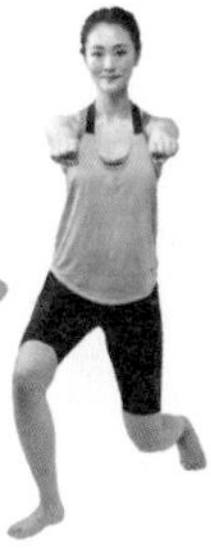

✕ 膝蓋張開

向前踏出弓箭步時，膝蓋不可向外側張開，否則會造成關節疼痛。

肌肉體操
應用篇
3

腳後跟伸展操

1
握住椅背，身體站直

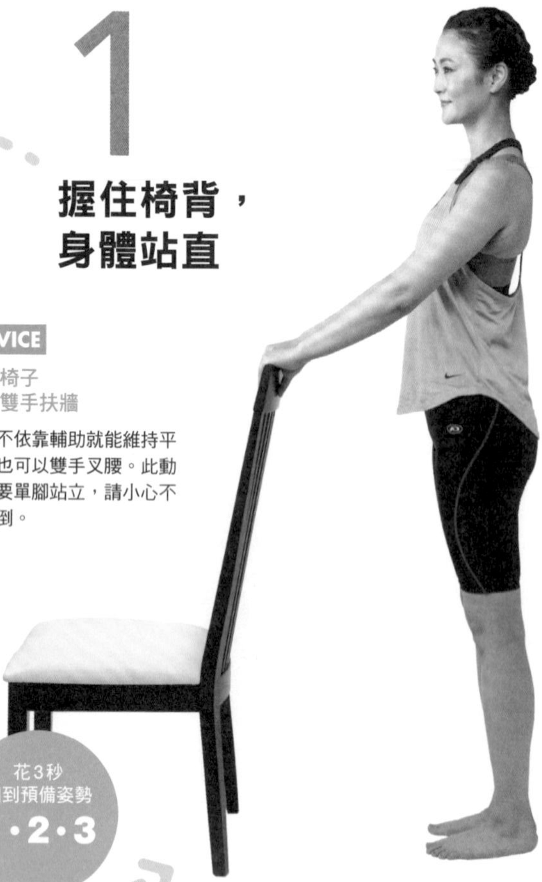

ADVICE

不只椅子
也可雙手扶牆

如果不依靠輔助就能維持平衡，也可以雙手叉腰。此動作需要單腳站立，請小心不要跌倒。

花3秒
回到預備姿勢
1・2・3

鍛鍊這裡！

臀大肌

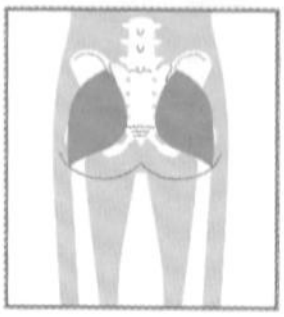

大腿後側肌群

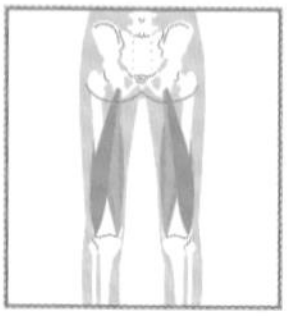

練習時，請有意識地鍛鍊臀部及大腿後側的肌肉。

2
慢慢地將腳後跟向後抬起

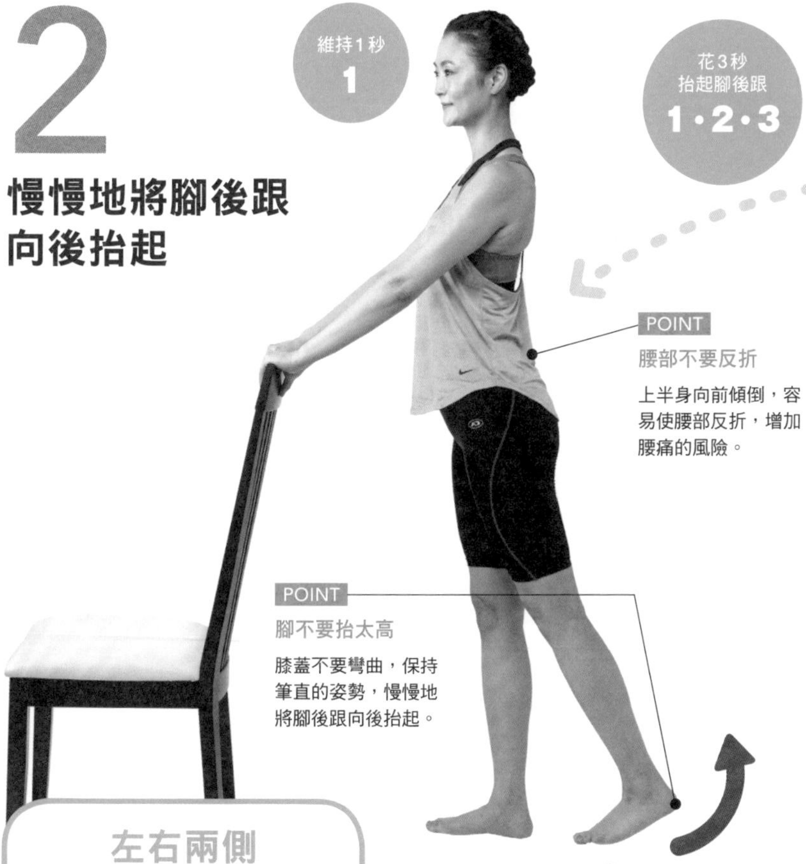

POINT
腰部不要反折

上半身向前傾倒，容易使腰部反折，增加腰痛的風險。

POINT
腳不要抬太高

膝蓋不要彎曲，保持筆直的姿勢，慢慢地將腳後跟向後抬起。

左右兩側 各做10次

NG!

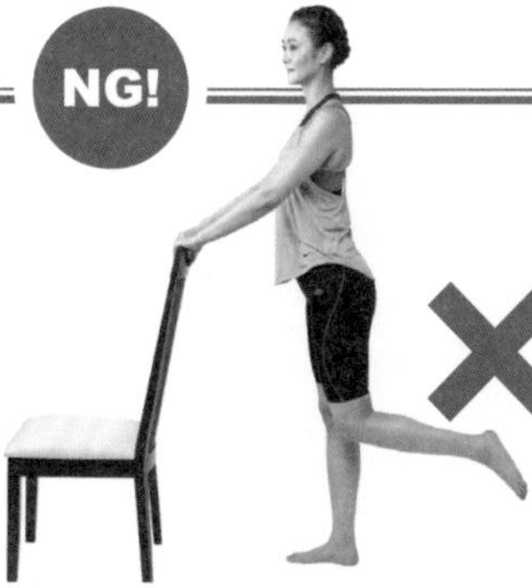

✕ 膝蓋彎曲

✕ 膝蓋向外打開

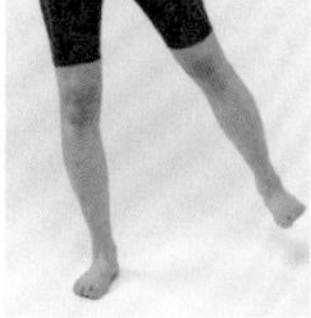

這個動作的重點並不在於抬腳，只要將髖關節向後拉就好，不需要把腳抬高！

肌肉能夠分泌打倒病痛的物質！

column

增加肌肉，遠離癌症與猝死的威脅

肌肉能為我們的健康帶來的效果，並不僅止於預防肌少症和臥床不起。

最新的醫學研究已指出，肌肉其實也會分泌各式各樣的激素。激素是人體維持身體健康運作的物質總稱，以往普遍認為激素多半由胰臟或腎上腺等較小的體內器官所分泌，但事實上，肌肉也扮演著內分泌器官的角色。

肌肉所分泌的激素稱為肌肉激素，目前已發現超過30種的肌肉激素。其中被認為可預防疾病的激素就有下列6種。

「SPARC」可使大腸癌中的癌細胞自行消滅；「鳶尾素」能夠活化腦部，以及改善認知功能；「IGF-1」促進肌肉、骨骼及腦細胞的成長；「IL-6」、「脂聯素」可分解脂肪，預防生活習慣病；「FGF-21」預防脂肪肝或肝硬化。可見得這些激素擁有許多種功能。

換句話說，只要增加肌肉量，就能讓這些病痛遠離我們。

3章

效果加倍！進階肌肉體操

優先鍛鍊下半身肌肉，同時追加上半身訓練，
讓你的健身計畫更完善！
均衡鍛鍊全身，更能降低長期臥床的風險。

「不想長期臥床更要做！鍛鍊上半身的4種肌肉體操」

除了以鍛鍊下半身為主軸的基礎篇和應用篇，再將上半身訓練加入健身計畫，更能提高預防臥床不起的效果。

坐在椅子上練習**「抬腿腹肌操」**，可同時且高效地鍛鍊腰大肌與腹肌（腹直肌）。腹肌也和走路有很大的關係，可以穩定身體的動作，減少走路時的晃動，因此強化腹肌可降低跌倒的風險。

「腳後跟抬起操」可以鍛鍊小腿肚的肌肉，使身體維持走路速度。小腿肚被稱為人體的「第二心臟」，可預期發揮改善全身血液循環的效果。至於利用牆壁來做伏地挺身的**「推牆手臂操」**，主要鍛鍊胸部與手臂，大範圍地強化上半身肌肉，使上半身肌肉能順暢地做出日常動作。

採取臥姿的**「飛機操」**，可同時鍛鍊背部與下半身肌肉，還能改善駝背問題，使外表變得更年輕！

一般來說，上半身肌肉的減少量往往比下半身肌肉還少，但是若長期放著不管，上半身的肌肉也會愈來愈退化。**跌倒時能瞬間反應並保護身體，也是上半身肌肉的工作**，所以請確實加以鍛鍊。

基礎篇＆應用篇
實際搭配練習！

抬腿腹肌操

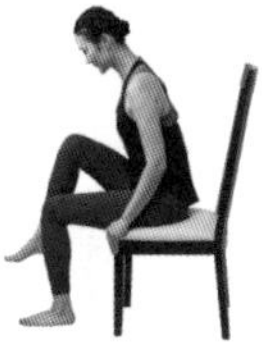

腳後跟抬起操

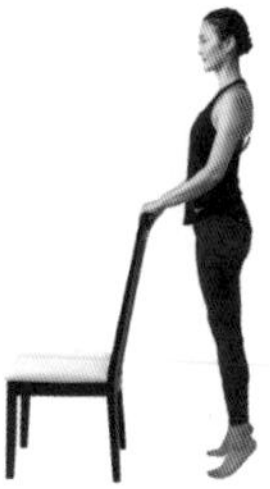

推牆手臂操

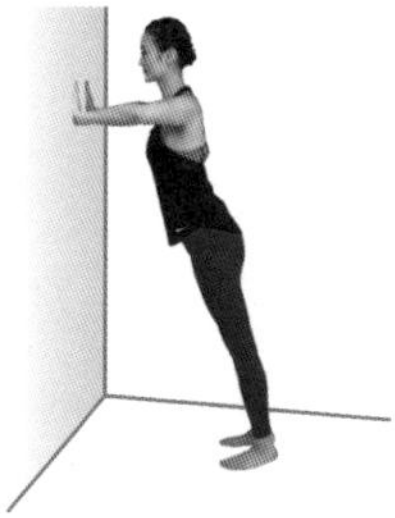

飛機操

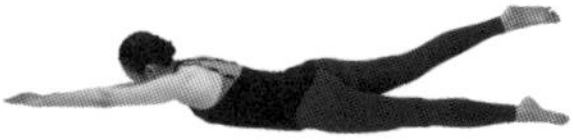

進階
肌肉體操
1

抬腿腹肌操

抬起大腿的體操是鍛鍊腰大肌的代表動作。做這個動作時，將身體向前彎，可同時強化腹肌。

1 坐在椅子前端，背部打直

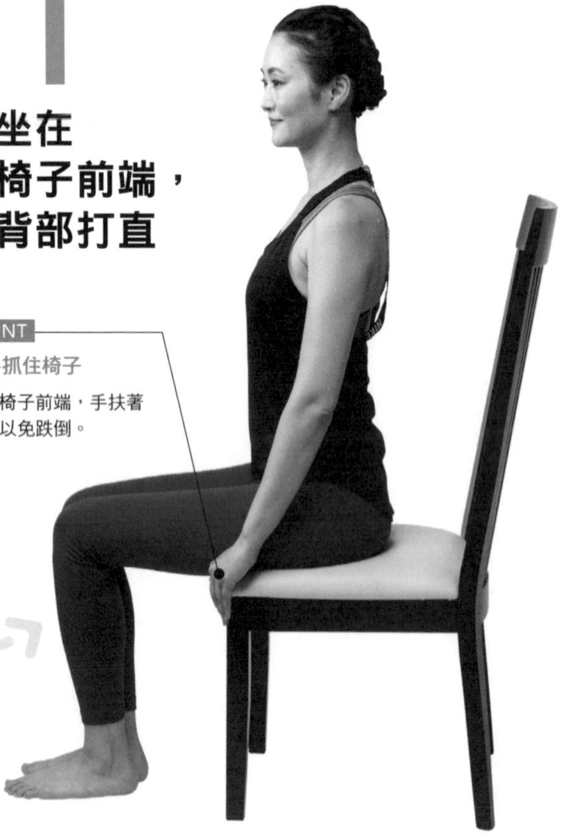

POINT
雙手抓住椅子
坐在椅子前端，手扶著椅子以免跌倒。

鍛鍊這裡！

腹肌

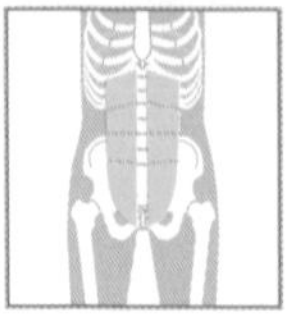

腰大肌

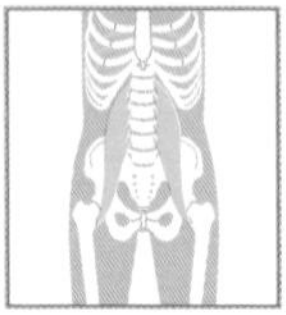

腰大肌與腹肌是穩定步行姿勢的重要肌肉，請有意識地鍛鍊腹部肌肉。

2

慢慢地
舉起一邊的大腿，
將腿靠向胸部

維持1秒
1

花3秒
抬起大腿
1・2・3

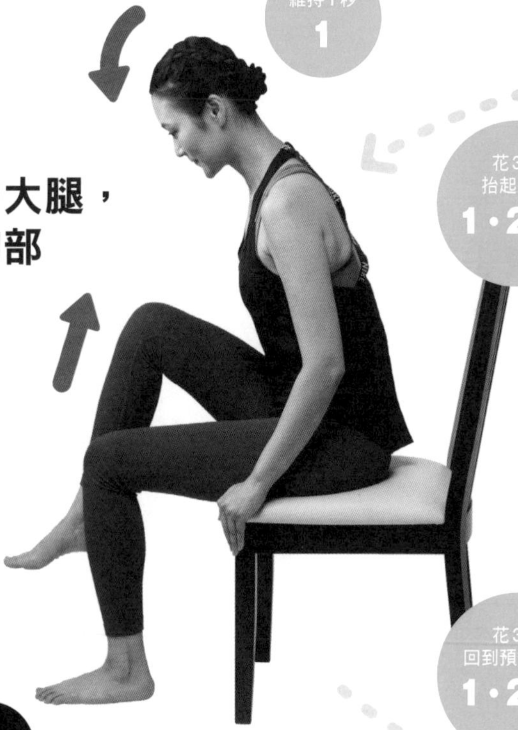

花3秒
回到預備姿勢
1・2・3

POINT

膝蓋愈靠近胸部
愈能達到鍛鍊效果！

習慣這個動作以後，抬起大腿的同時請屈身彎腰，讓膝蓋靠近胸部。

NG!

✕ 膝蓋向外打開

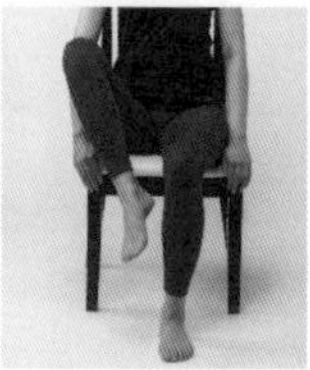

把腳打開就無法鍛鍊腹肌與腰大肌。請注意，膝蓋要筆直地朝胸部的方向靠近。

正確動作！

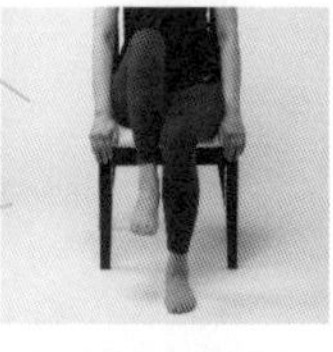

ADVICE

如果太吃力
只抬大腿也OK

就算只有抬起大腿，也能充分鍛鍊到腰大肌。

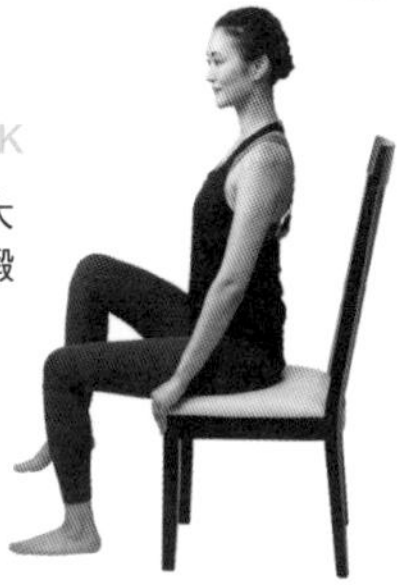

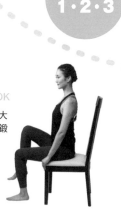

左右兩側
各做10次

＊如果太吃力，
可改為左右交互做10次

進階肌肉體操 2

腳後跟抬起操

小腿肚又稱為「第二心臟」，鍛鍊小腿肚肌肉可有效改善全身的血液循環！也可以邊看電視邊做體操喔。

1

雙手扶著椅背，身體站直

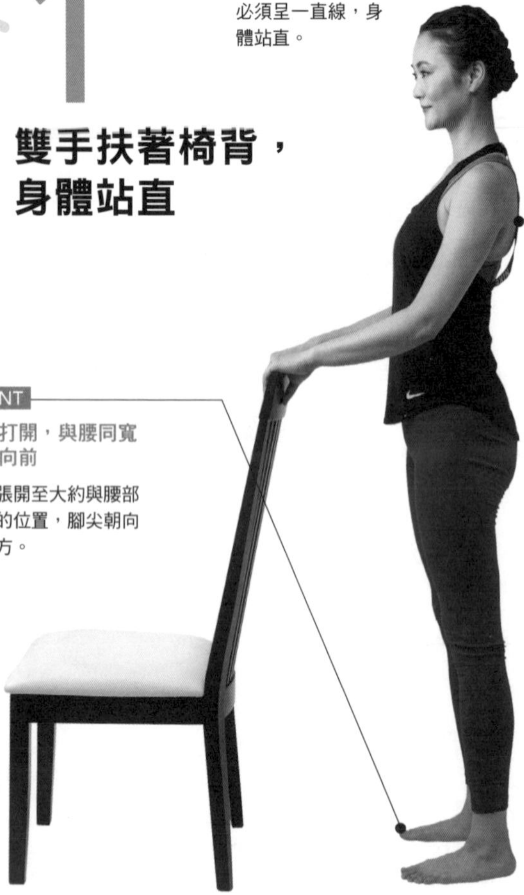

POINT
背部打直

從側面看，耳朵、肩膀、腰部、腳踝必須呈一直線，身體站直。

POINT
雙腳打開，與腰同寬
腳尖向前

雙腳張開至大約與腰部同寬的位置，腳尖朝向正前方。

鍛鍊這裡！

小腿三頭肌

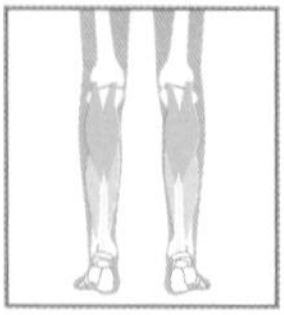

走路時可產生向外踢的力量，避免身體搖晃，使步行維持穩定的速度。請有意識地鍛鍊小腿肚的肌肉。

2
慢慢地抬起腳後跟

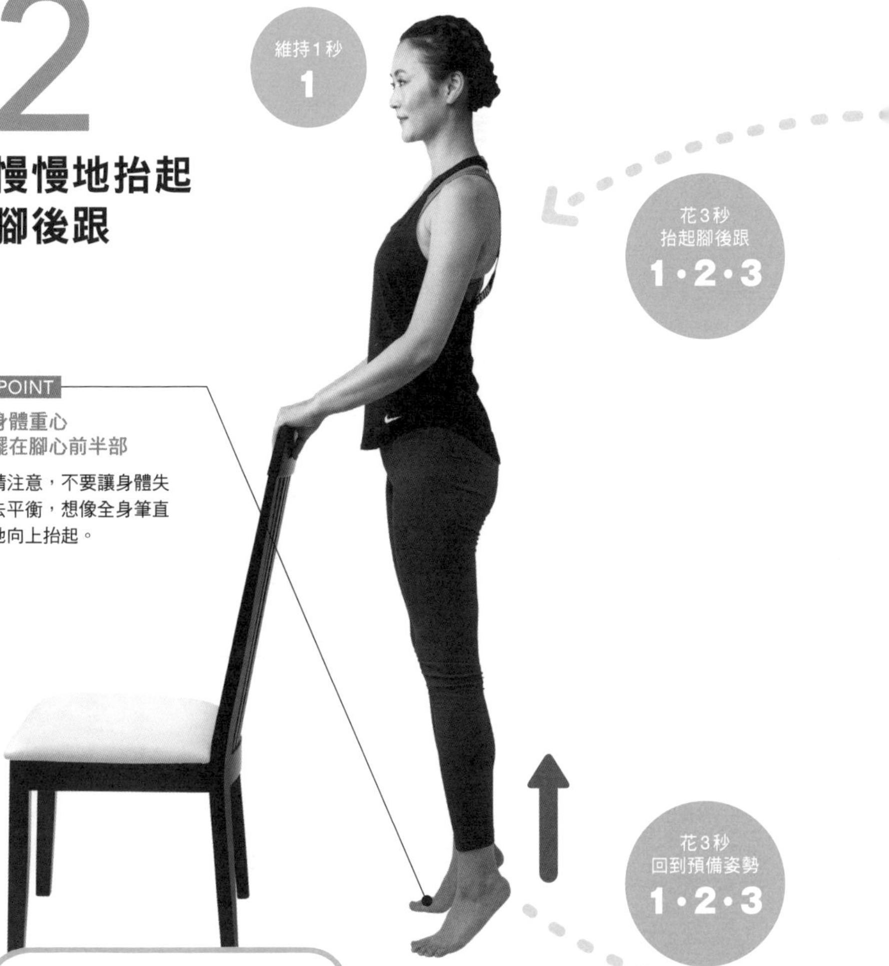

維持1秒
1
花3秒
抬起腳後跟
1・2・3
花3秒
回到預備姿勢
1・2・3

POINT

身體重心
擺在腳心前半部

請注意，不要讓身體失去平衡，想像全身筆直地向上抬起。

重複做10次

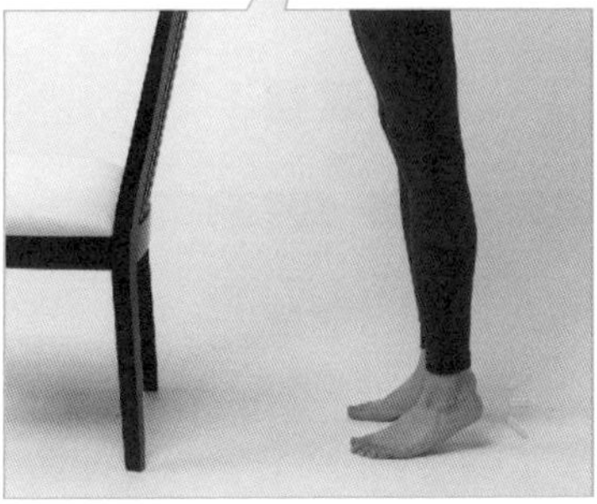

ADVICE

腳後跟不觸地
重複做10次更有效！

身體回到預備姿勢時，腳掌不要完全貼地，讓腳後跟保持在稍微提起的狀態。藉由提放腳後跟的動作，可提高訓練強度。也可以在樓梯等有高低差的地方，手扶著扶手或牆壁練習，但過程中請小心不要跌倒。

進階
肌肉體操
3

推牆手臂操

應該有不少人認為伏地挺身十分困難。如果改成用手臂撐住牆壁的話，就可以更輕鬆無負擔地鍛鍊肌肉！

1 雙手與肩同寬，置於牆壁上

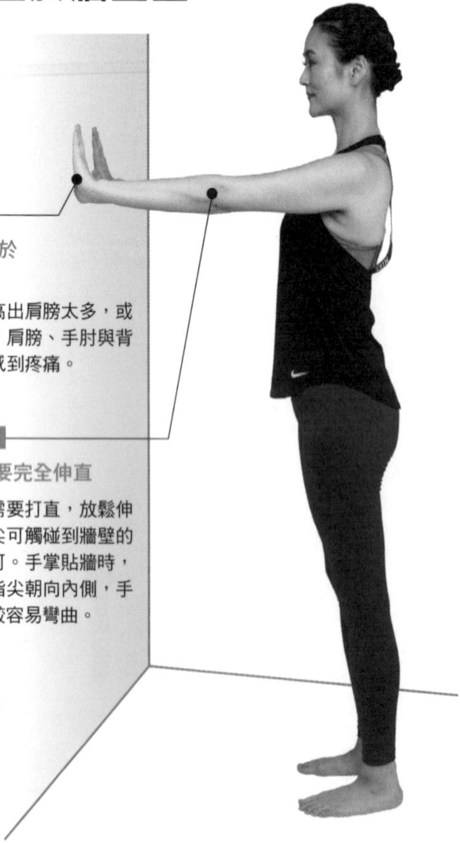

POINT
手臂稍稍低於肩膀的高度

如果手放在高出肩膀太多，或太低的位置，肩膀、手肘與背部肌肉都會感到疼痛。

POINT
手肘不要完全伸直

手臂不需要打直，放鬆伸直，指尖可觸碰到牆壁的距離即可。手掌貼牆時，稍微將指尖朝向內側，手肘會比較容易彎曲。

鍛鍊這裡！

胸大肌

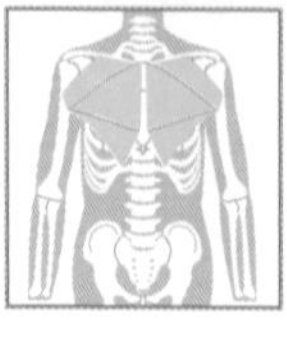

上腕三頭筋

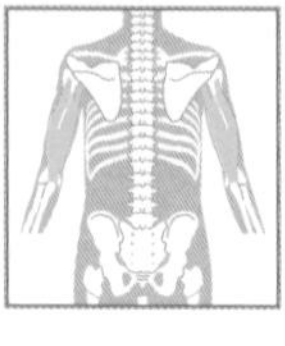

上半身的肌肉一旦減少，跌倒時就無法快速保護自己的身體。請有意識地鍛鍊胸部及手臂內側的肌肉。

2 慢慢彎曲手肘，胸部往牆壁靠近

花3秒
手肘彎曲
1・2・3

維持1秒
1

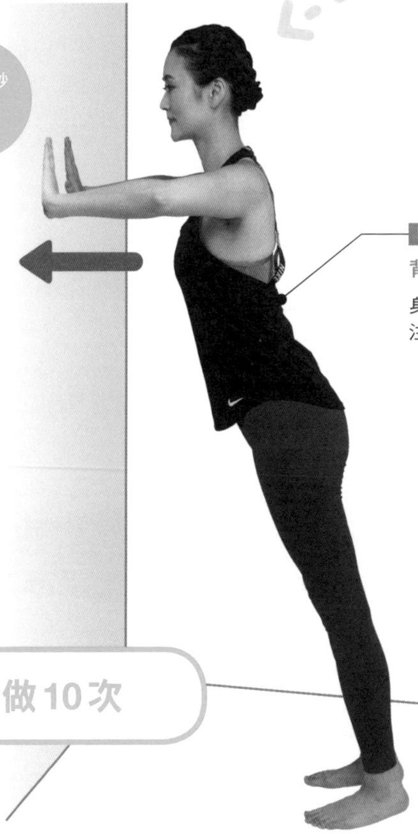

POINT
背部保持一直線！

身體必須維持一直線，
注意不可彎腰或駝背。

花3秒
回到預備姿勢
1・2・3

重複做10次

NG!

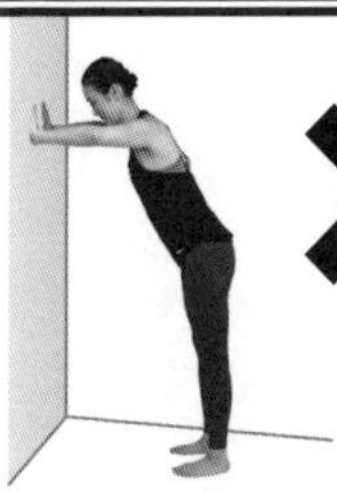

✕ 身體沒有打直

全身必須從頭到腳都維持直線姿勢。

進階
肌肉體操
4

飛機操

這個運動可以鍛鍊到平時不會注意到的背部肌肉。趴著就能做，可以當作剛起床或睡覺前的例行運動。

1

手腳伸直，身體呈臥姿

POINT
不要抬頭

臉面向地板或兩側，請不要抬起下巴。

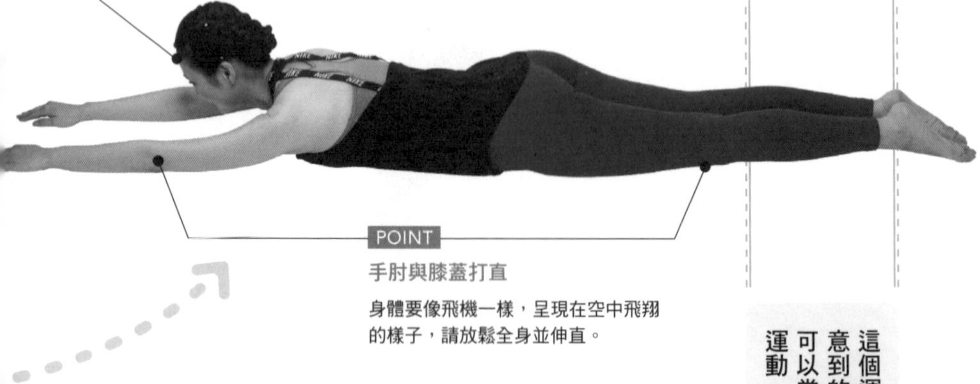

POINT
手肘與膝蓋打直

身體要像飛機一樣，呈現在空中飛翔的樣子，請放鬆全身並伸直。

鍛鍊這裡！

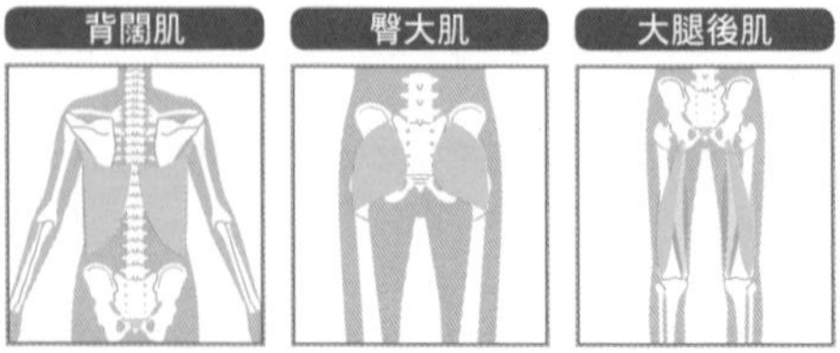

運動時，請特別留意背部與臀部的肌肉。

2

左手臂朝向前方，右腳朝向後方，緩慢地向上抬起

花3秒
伸出手臂與腿
1・2・3

POINT

手臂與腿
朝反方向同時抬起

手臂向前伸，腳向後伸，想像手和腳朝著對角線伸展。不要將手和腳「往上抬高」，而是「伸展」手和腳。

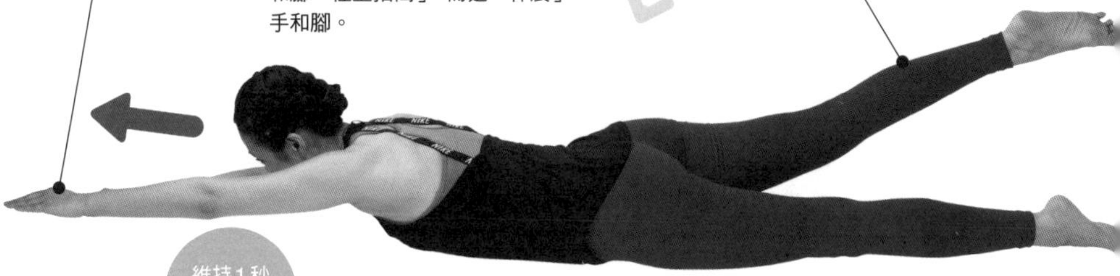

維持1秒
1

ADVICE

也可以只伸展腿部！

如果覺得很吃力，可省略手部動作，只伸展腿部。

左右兩側
各做10次

花3秒
回到預備姿勢
1・2・3

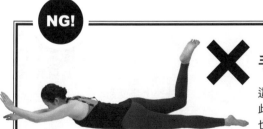

NG!

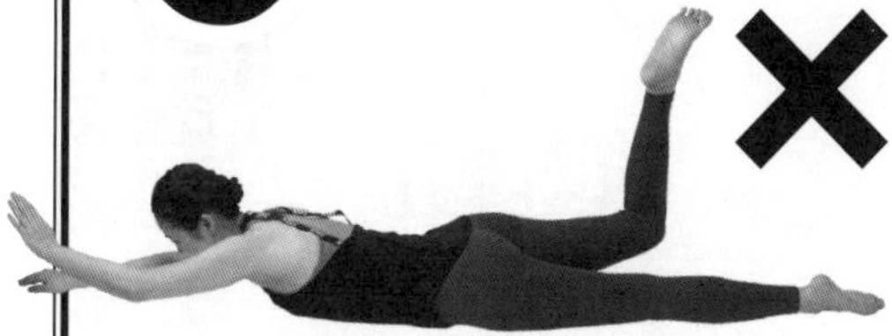

✕ 手肘和膝蓋彎曲

這個動作無法鍛鍊背部肌肉。此外，請不要將手腳抬太高，也不要駝背或彎腰。

完美特訓！

肌肉體操一週健身計畫

將所有體操項目組合搭配，打造可持續訓練且不會厭煩的一週健身計畫。每次運動時，請務必練習深蹲體操！

一

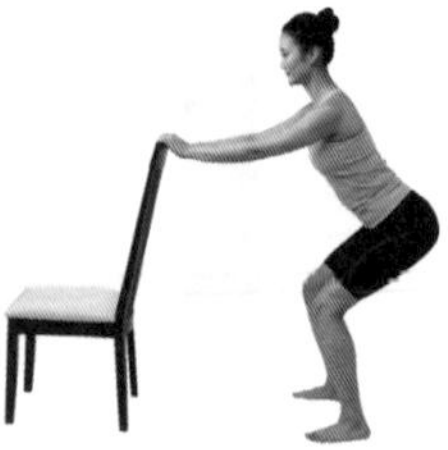

緩慢深蹲操*

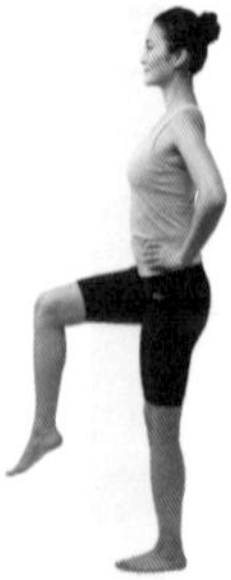

抬腿操

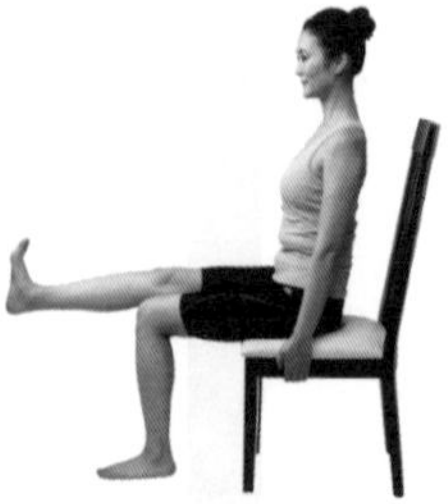

伸展膝蓋操

優先鍛鍊比上半身肌肉更容易退化的下半身肌肉。

二

休息

三

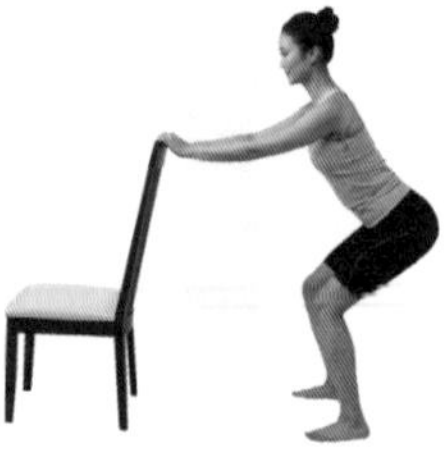

緩慢深蹲操

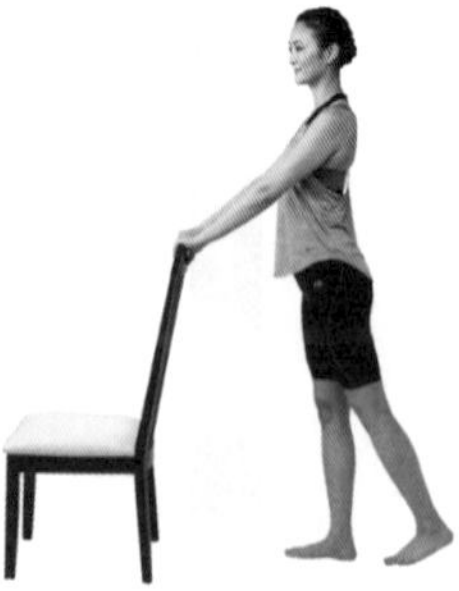

腳後跟伸展操

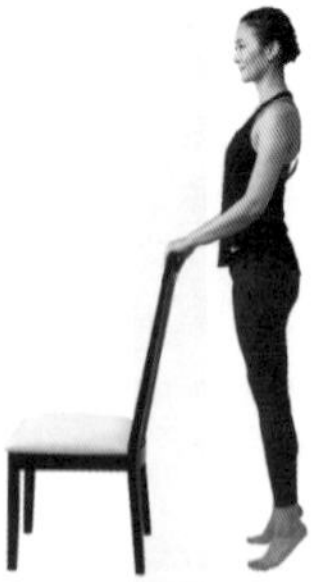

腳後跟抬起操

中間休息1天，接著鍛鍊下半身的其他肌肉部位。

＊所有的「緩慢深蹲操」皆可改為應用篇的「深蹲操」。

四

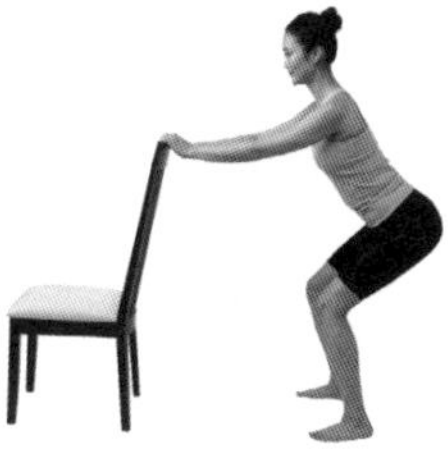
緩慢深蹲操

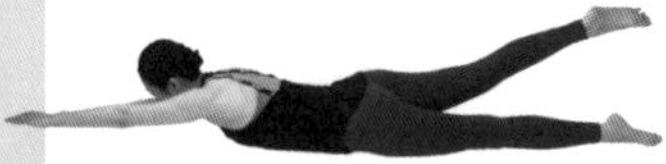
飛機操

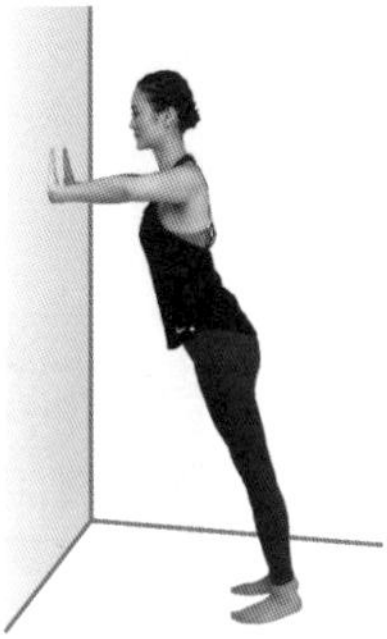
推牆手臂操

如果連續訓練2天，第二天改練上半身，改變鍛鍊的部位。

五

休息

六

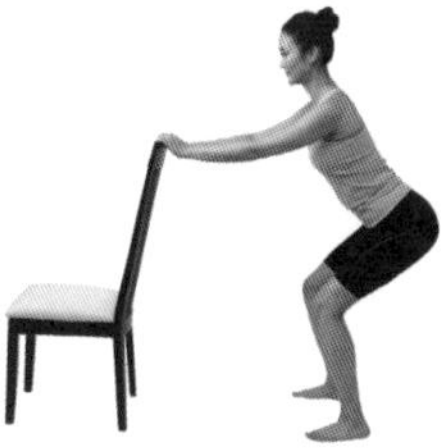
緩慢深蹲操

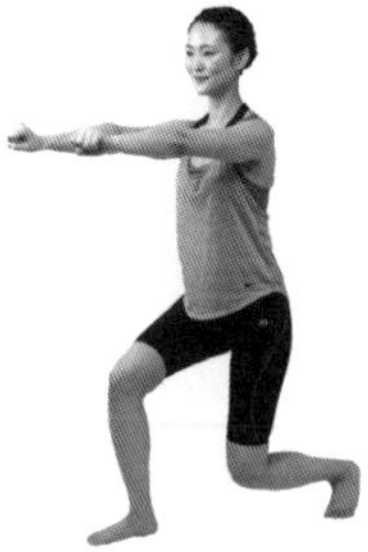
弓箭步操

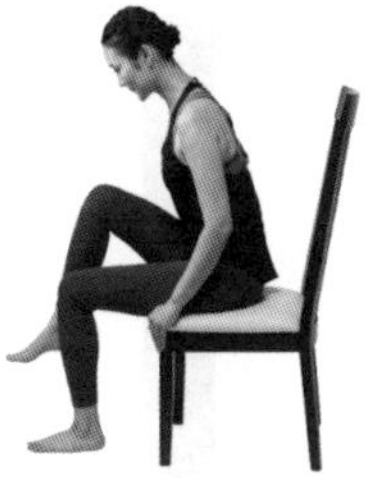
抬腿腹肌操

每週做1次高強度的項目，隔天務必安排讓肌肉休息。

日

休息

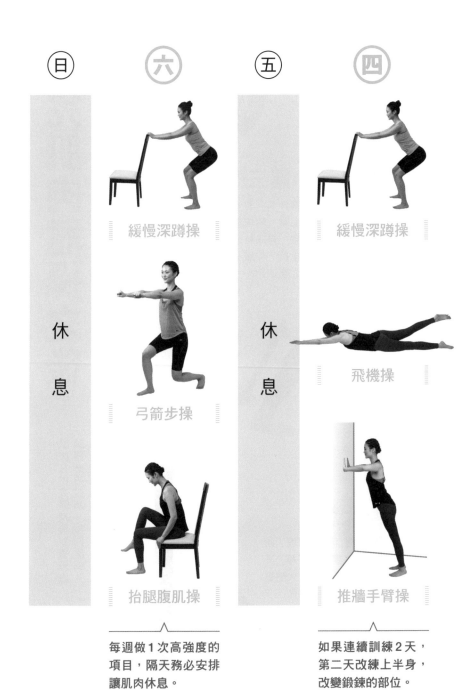

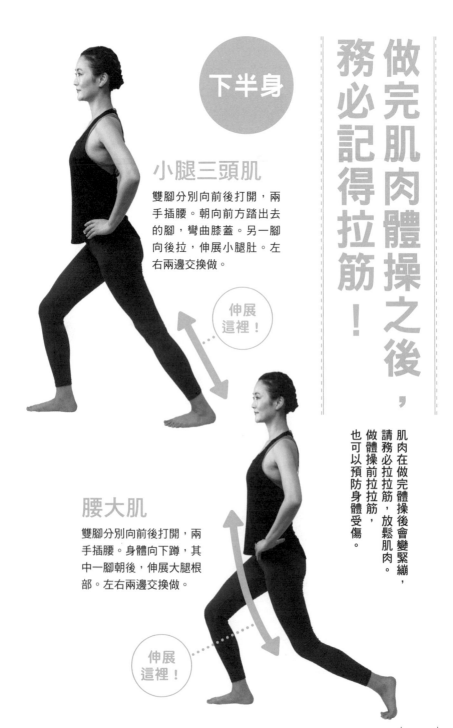

做完肌肉體操之後，務必記得拉筋！

肌肉在做完體操後會變緊繃，
請務必拉拉筋，放鬆肌肉。
做體操前拉拉筋，
也可以預防身體受傷。

下半身

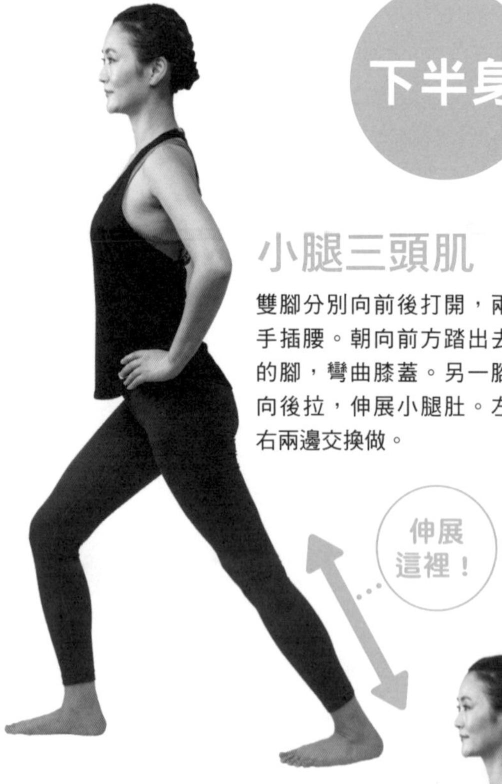

小腿三頭肌

雙腳分別向前後打開，兩手插腰。朝向前方踏出去的腳，彎曲膝蓋。另一腳向後拉，伸展小腿肚。左右兩邊交換做。

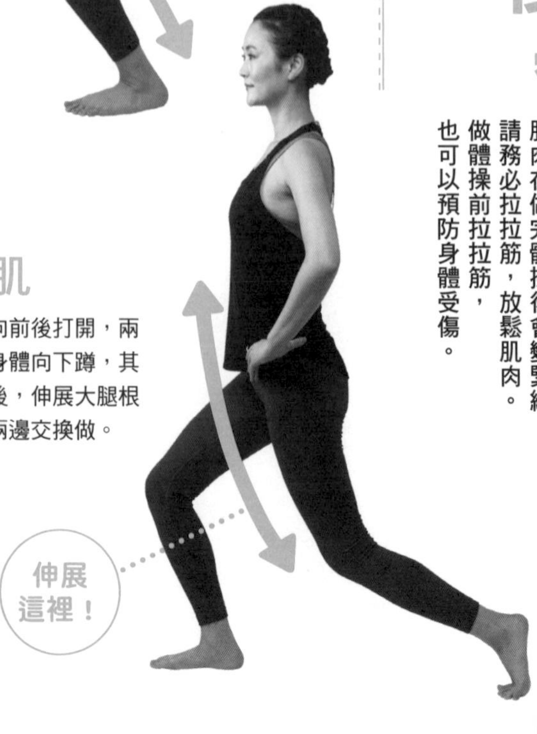

腰大肌

雙腳分別向前後打開，兩手插腰。身體向下蹲，其中一腳朝後，伸展大腿根部。左右兩邊交換做。

大腿後肌

雙腳分別向前後打開，兩手放在大腿根部附近。身體向下蹲，其中一腳朝前方拉，伸展大腿根部後側。左右兩邊交換做。

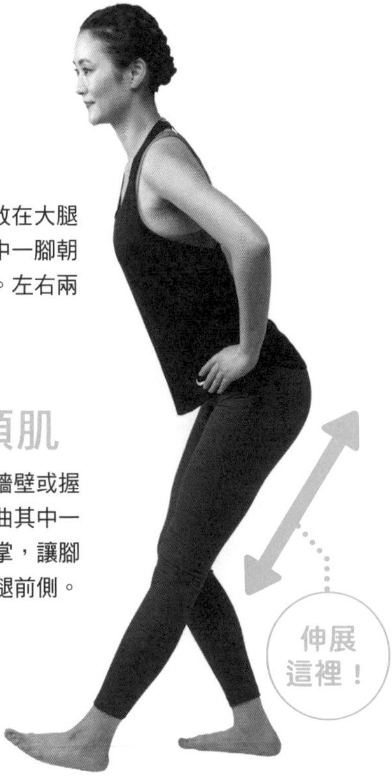

大腿股四頭肌

單腳站立時，請靠著牆壁或握住扶手以策安全。彎曲其中一腳的膝蓋，手抓住腳掌，讓腳掌靠近腰部，伸展大腿前側。左右兩邊交換做。

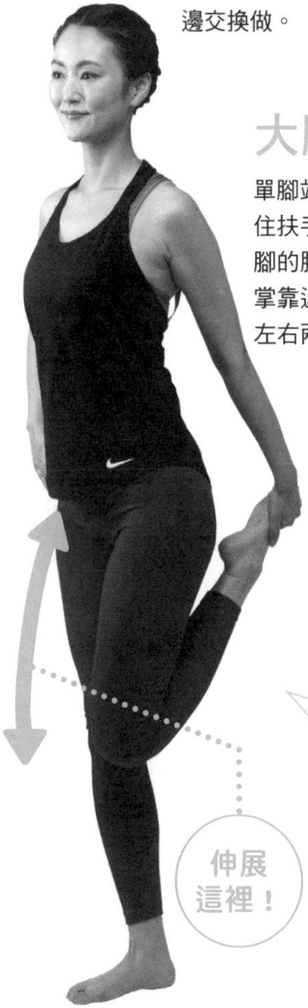

\ 也可以在椅子上拉筋！ /

單手扶著座椅，以單邊屁股坐在椅子的前端。另一腳放在椅子外面，屈膝並用另一手抓住腳掌。讓腳掌靠近腰部，伸展大腿前側。

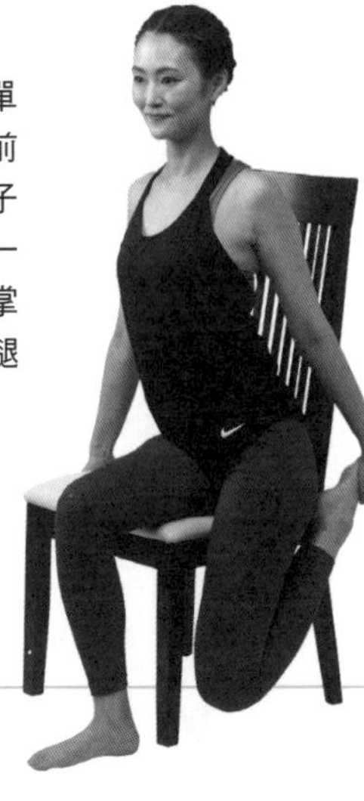

上半身

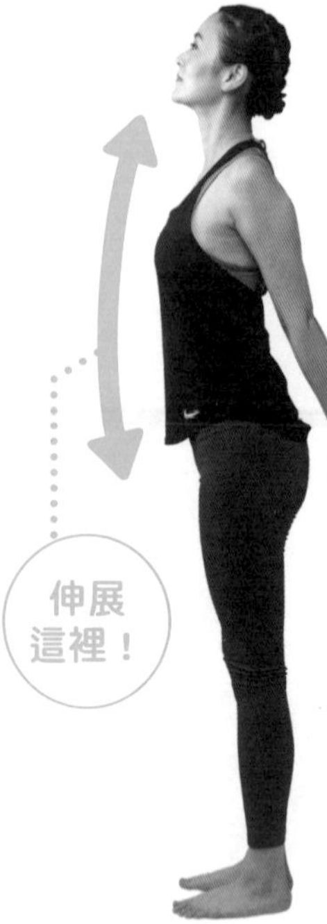

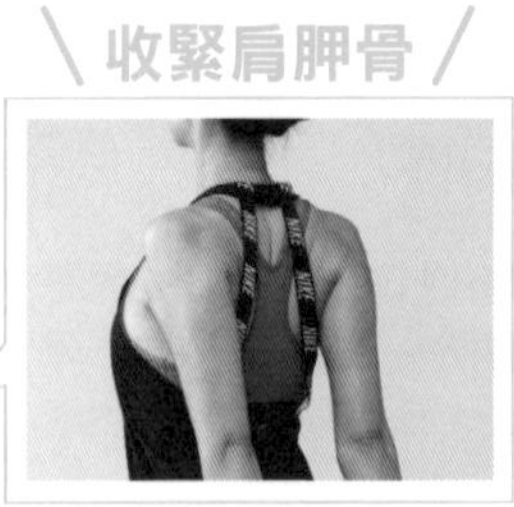

胸大肌／腹肌

雙腳微開。收緊肩胛骨，雙手往身體後方靠攏，胸部向前伸展。稍微將身體向後彎，還可以放鬆腹肌。

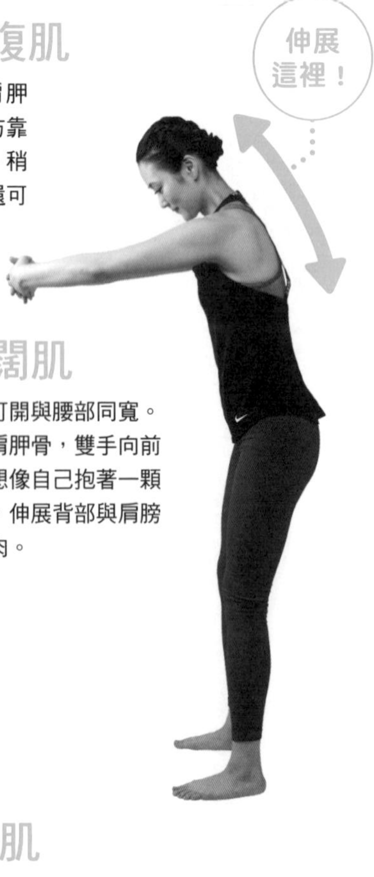

背闊肌

雙腳打開與腰部同寬。張開肩胛骨，雙手向前伸，想像自己抱著一顆大球，伸展背部與肩膀的肌肉。

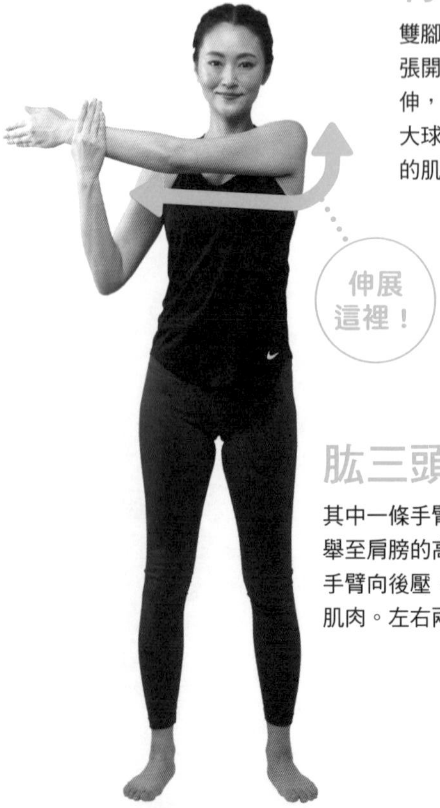

肱三頭肌

其中一條手臂往另一側伸直，並且舉至肩膀的高度。另一手將伸直的手臂向後壓，伸展肩膀與兩手臂的肌肉。左右兩邊交換做。

4章

只要改變走路速度就能變年輕！

想要達到健康長壽，除了鍛鍊肌肉以外，
健走等有氧運動也必不可少。
本章節採用Q&A的形式，
為你解說有益身體健康的健走「正確知識」。

【肌肉體操搭配健走，雙管齊下防範長期臥床與失智症！】

雖然我們一般習慣統稱「運動」，但其實根據運動的類型不同，運動效果也會大不相同。7秒肌肉體操屬於**無氧運動**，可防止高齡者的肌肉退化，有效預防肌少症。

另一方面，健走是**有氧運動**的代表性運動，可提升能量代謝、血管功能等循環系統的運作，擁有預防動脈硬化、消除肥胖問題的功效。我們可以透過這些運動遠離生活習慣病，降低腦中風、腦梗塞、心肌梗塞等疾病所引發的「猝死」風險。

無氧運動與有氧運動是為了**防止老化並遠離病痛，用以延長健康壽命的兩種運動，彼此相輔相成**，這點請銘記在心。

有氧運動有很多種，例如慢跑、游泳、騎自行車、有氧舞蹈等。其中，健走屬於最輕鬆，也是較容易持續下去的運動。請不要太拘泥於正確的步行方式，務必在日常生活中有意識地多多走路。

但是，為了達到健康效果，有幾項要點需要多加注意。從下一頁開始，我會以Q＆A的方式，來說明健走的小技巧。

健走和肌肉體操缺一不可 兩種運動都要養成習慣！

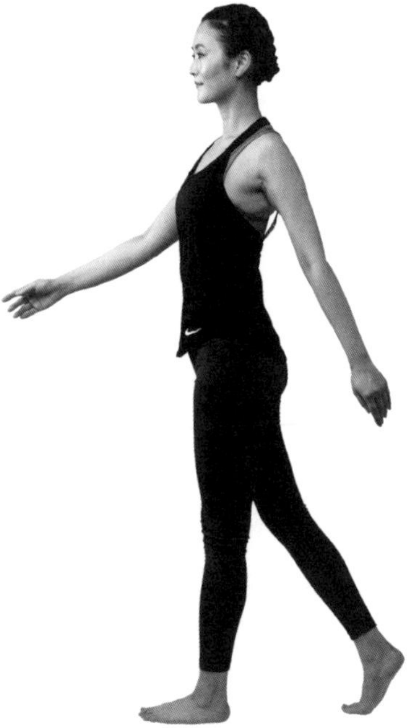

無須拘泥於正確的走路方式或姿勢，只要平時生活多多走路，累積步行次數就行了！

QUESTION 1

運動不能只靠健走？除了健走，還要做肌肉體操？

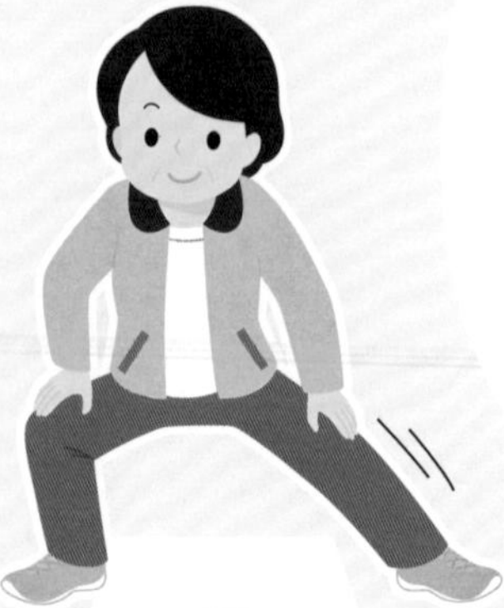

ANSWER

兩種運動搭配練習，打造健康長壽的身體！

即使一天走超過1萬步只要不鍛鍊肌肉，肌肉還是會減少

如同第82頁～83頁中提及，**「肌肉鍛鍊」與「有氧運動」是達成健康長壽的兩大鐵則。**

日本現在吹起一股「健走神話」的風潮，許多人認為「走路有益身體健康，如果想運動，只要健走就夠了」。但很抱歉，這是錯誤觀念。**我們無法只靠健走來鍛鍊腿部與腰部的肌肉，而且健走也不足以減緩肌少症，或是預防長期臥床問題。**這些都是有相關證據的事實。

每天健走1萬步以上的人，肌肉量減少的比例，和每天只能走3千步左右的人其實相差無幾。健走並不是萬能的運動，慢跑也一樣。我們的研究發現，有慢跑習慣的七十多歲銀髮族，和沒有運動習慣的七十多歲銀髮族相比，肌肉的厚度幾乎差不多。

健走與7秒運動體操互相搭配練習，養成習慣並持之以恆，這點十分重要。

QUESTION 2

最少應該走幾步？目標步數是多少？

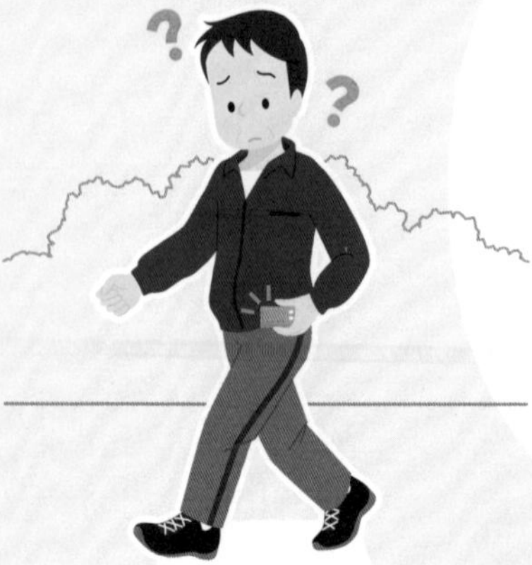

ANSWER

一天走7～8千步，以一週累計超過5萬步為目標！

健走也可以很有彈性！以一週為單位，累計達標的新走法

根據相關研究證實，健走的目標步數為**未滿65歲，一天8千步；65歲以上，一天7千步**。但這並不是指「每天要走7～8千步」。只要「平均步數」有達到一天7～8千步就行了。有空的時候，也可以有彈性地隨意走走。如果某一天只能走4千步，那就改天再走1萬步以上就好，請把健走的目標設定為**一週總步數5～6萬步**。

或許有些人會認為，要達到這個目標步數實在太困難了。不過，住在郊區的人已經養成去任何地方都以車代步的習慣，似乎真的很少有機會自己走路。如果突然就定下這麼高的目標，實踐過程中很容易受到挫折，所以請先把目標設定為**以現在的步數為基準，增加2～3千步**。這也是經過證實的研究數值，我們從10萬人的研究數據當中，找出最有機會有效改善體力的路徑。

QUESTION 3

隨興走走或悠閒散步能夠達到運動效果嗎？

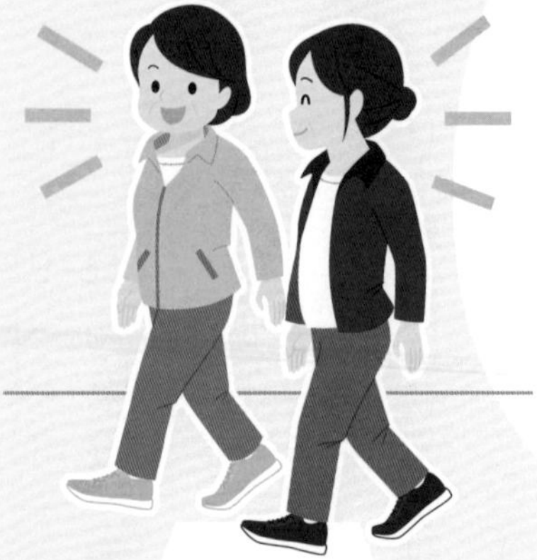

ANSWER

如果對體力、腿或腰沒信心，請以10分鐘走1千步為標準，嘗試快走！

你想保持活力、長命百歲嗎？請保持敏捷的健走實力

我們的研究數據結果顯示，走路較快的人比較能夠改善肥胖問題。而且快走不只對身材偏胖的人有幫助，**如果想要長命百歲，過上有活力的生活，就不能降低日常走路的速度，這點十分重要**。平常走路時，請在不勉強自己的範圍內，多加注意走路速度。

但是話又說回來，所謂快走究竟指的是多快呢？這會隨著年齡與體力等級的不同而有所差異，很難提出一個適合1萬人的通用數值。我的建議是，高齡者**「每10分鐘走1千步以上」**，或是達到**「走路時會輕輕喘氣」**、**「可以邊走邊講話」**的程度。

但如果是平時幾乎不走路的人，就算只是無所事事地隨意走走，一樣能產生效果。需要接受照護的人，如果能靠自己站起來或出門散散步，也算是一種運動。不需要執著於快走，請找到適合自己程度的健走方式，多多活動身體。

QUESTION
4

健走一定要持續30分鐘以上才有用？這是真的嗎？

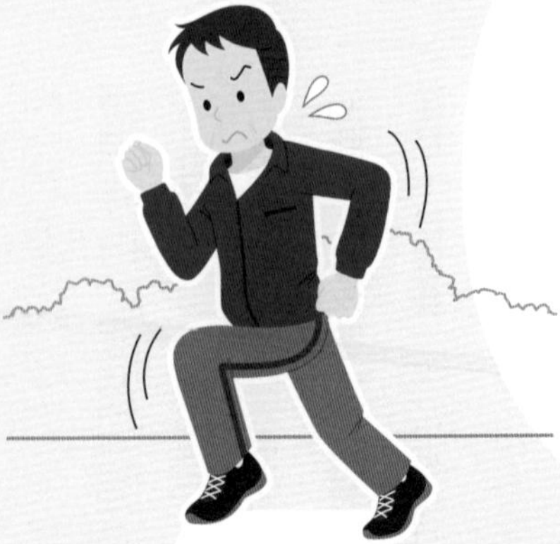

ANSWER

其實不需要連續30分鐘。趁工作或家事空檔多走動，累計下來的步數也一樣有效！

以「累計步數」為基準
只要有達到總步數目標就行了！

有些人似乎認為有氧運動必須連續做到一定的時間才有意義，但其實絕對不是這樣。而且也有研究結果指出，分3次步行、每次走10分鐘，以及連續走動30分鐘，這兩者改善健康的效果並沒有差別。這項研究要探討的是健走的減重效果，而其他的研究內容也得出，**「分段式健走」並不會使運動效果打折扣**的科學性結論。

正確的健走步數，要以「累計總步數」為準，第86～87頁說明的目標步數也與累計步數有關。如果無法騰出30分鐘或1小時來集中健走，可以改為買東西時花10分鐘走1000步，或是散步15分鐘走1500步……。像這樣運用零碎時間的分段式健走也完全沒有問題。我們可以多加利用工作或家事空檔走一走，即使待在室內也要多多活動身體，透過「積少成多」的方式來累積步數。

QUESTION 5

膝蓋好痛，我該怎麼辦才好？

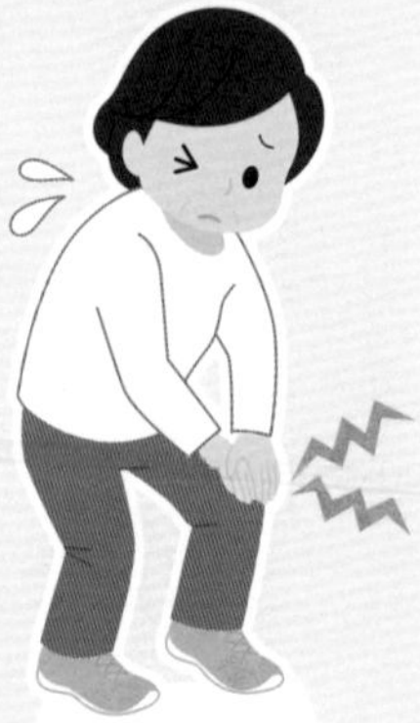

ANSWER

加強大腿的肌力，有助於緩解並預防膝蓋疼痛。

剛開始練習肌肉體操時，請不要勉強自己！

肌肉是保護膝蓋與腰部的天然緊身衣
先著手練習肌肉體操吧！

如果膝蓋或腰部會痛，那就**先不要健走，優先練習肌肉體操**。

事實上，**引起膝蓋或腰部等部位疼痛的原因，大多都是出於肌肉退化**。而且，當腹部或背部的肌肉衰退，身體就會開始駝背，引起腰痛或肩膀酸痛的毛病。肌肉也扮演著支撐關節的角色，因此肌肉衰退容易增加關節的負擔，甚至引起軟骨磨損等問題。

只要強化我們的肌肉，就能減緩或預防關節疼痛的問題。我們先透過肌肉體操的訓練來增加肌力吧。

各位要謹記，我們不能因為膝蓋會痛就完全不活動身體，否則只會加速身體走向長照或長期臥床一途。**人如果不使用身體的某個部位，該部位就會逐漸退化**，這個過程又稱為「廢用」。典型的例子就是長期住院等持續處在安靜狀態的人，肌肉會愈來愈薄。只要醫師沒有要求停止運動，就請在不勉強自己的範圍內，多多活動身體。

QUESTION 6

拚命努力，走愈多愈好！難道這樣錯了嗎？

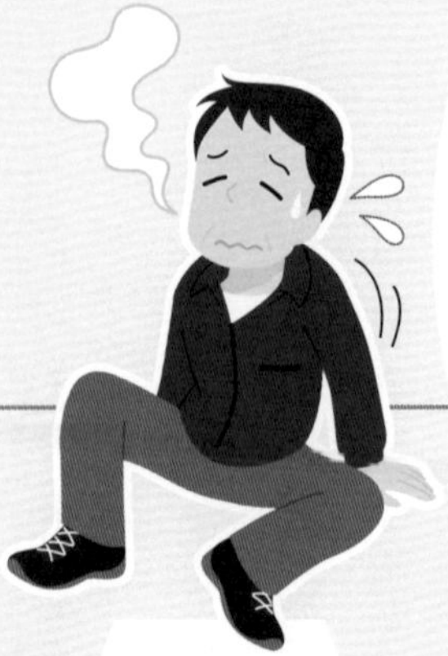

ANSWER

隔天出現身體疲勞、腳踝或腳背疼痛狀況，這就是「運動過頭」的警訊！

健康的步數上限為一天1萬～1萬2000步 謹記膝關節是「消耗品」，切勿勉強

走得愈多，身體愈健康——這絕對是錯誤的觀念。

「過度健走」一定會帶來負面影響，其中影響最大的就是**可用來緩衝膝蓋的軟骨和半月板會出現磨損**。

軟骨與半月板是血液不會流經的組織，所以無法自行再生，請想像它們是如同輪胎般的「消耗品」。軟骨和半月板會隨著時間而退化，如果長期處於過度運動或肥胖的高負荷狀態，還會消耗得更快。

我推薦健走這項運動的原因，是因為適度健走所帶來的好處，遠比消耗膝關節這點壞處來得多。

關於有益健康的步數上限，有許多種不同的說法，一般來說建議一天走1萬～1萬2千步。**如果健走過後膝蓋或腳部感到疼痛，或是隔天還是很疲勞，那很明顯便是「健走過度」了**。拚命練習不僅沒有意義，反而會造成反效果。

日常走路速度
正是關鍵所在！

column

100歲也依然精神充沛？關鍵答案就是「移動能力」

人生百年，這漫長的歲月裡最重要的能力是什麼？

我認為是「移動能力」，也就是生活期間可以靠自己的意志來選擇行動，並且憑一己之力來執行的能力。具體來說，第一種是可以順利地起立、坐下的能力，第二種則是能夠順利走路的能力。

人一旦上了年紀，走路速度就會變慢。走路速度是由步頻（雙腳交換的次數）和步幅（一步的距離）相乘得出，意外的是，步頻並不會受到年紀的影響。事實上，即使隨著年紀增長，我們走路的頻率幾乎和幼兒時期差不多。但是另一方面，步幅卻會隨著年紀增加而衰退。上了年紀以後，步幅會變小，因此走路速度會變慢。

腰大肌的肌肉減少是造成步幅變小的原因，請利用7秒肌肉體操認真鍛鍊肌肉；平常走路時，也要盡量邁開步伐、提高步幅，藉此維持步行速度。如此一來，便能培養出活到100歲依然能夠活蹦亂跳的「健腳」！

5章

百歲人生的健康管理祕訣

進入人生百年，不論我們多麼長壽，
只要沒有健康的身體，長壽的價值就會減半。
為了保持活力、活出自己，健康活到老，
就請各位務必實踐本章的生活祕技！

飲食小技巧

營養不良是長壽的天敵！多攝取肉類、魚類蛋白質

正如前言所提到的，健康的祕訣並非從飲食或運動中挑選其中一種執行，而是要兩者皆重加以實踐，才可以避開長期臥床不起的風險。

飲食方面，最重要的就是**放棄素食主義**。

人上了年紀以後食量會變小，特別是許多人不會攝取肉類或魚類等食物當中的蛋白質。但是蛋白質也是一種強健身體的營養來源，尤其是肉類、魚類、蛋類等動物性蛋白質，容易改變肌肉的狀態。

蛋白質不足會造成肌少症，或是促成身體活力與心理狀態均呈低落的「衰弱症」。衰弱症是從身體健壯演變成需要長期照護的過渡階段，必須避免自己步入這個階段，這點非常重要。除此之外，蔬菜的攝取當然也很重要，**但可別為了攝取蔬菜而堅持粗茶淡飯的飲食**。「葷食」是體能的來源，葷食才是高齡者應該養成的習慣。

擁有豐富蛋白質的食物

＊紅色粗體字為蛋白質含量

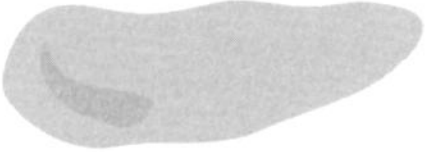

雞胸肉
100g
24.4g

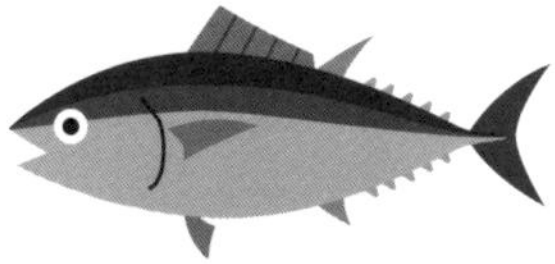

紅肉魚 100g
約25g

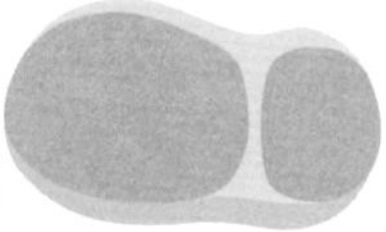

豬里肌肉
100g
22.7g

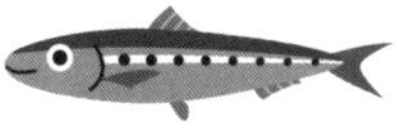

白肉魚 100g
約20g

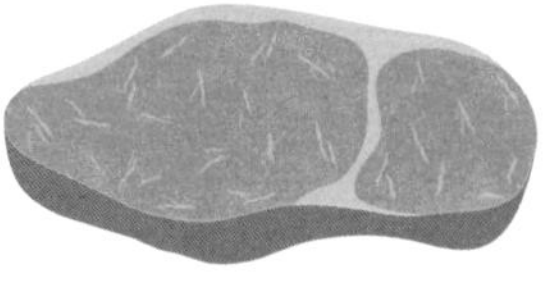

牛腿肉
100g
21.3g

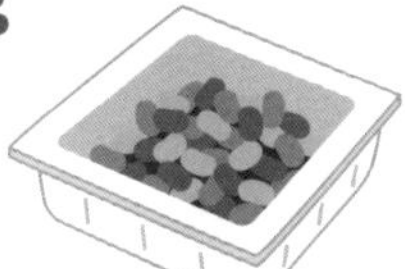

納豆
1 盒約 50g
約8.3g

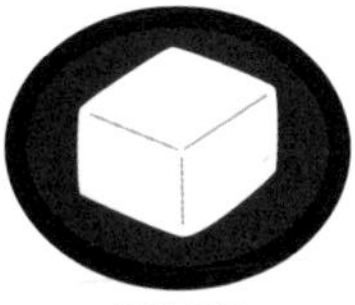

豆腐
1/4丁100g
約5~7g

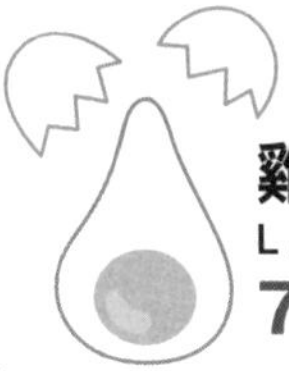

雞蛋
L 尺寸 1 顆約 60g
7.4g

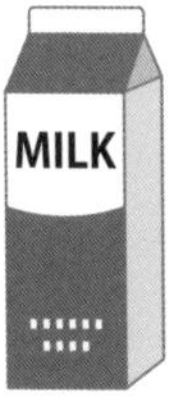

牛奶
200ml
6.6g

豆漿
200ml
7.2g

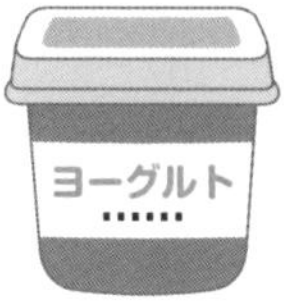

優酪乳
200g
7.2g

出處：日本食品標準成分表2015年版（第七版）
註：魚肉數據為各類別的概算數值

1 天的目標攝取量

體重每 1 kg
蛋白質1～1.5g

體重60kg的人，
請分次攝取60～90g。

飲食小技巧

少吃碳水化合物！但也不要過度限制

攝取過多的白飯、麵包、麵類等主食，或是甜食、糖果點心等高糖食物，不僅會變胖，還會對血糖值帶來不好的影響。此外，如果血液檢查時發現中性脂肪偏高，大多是因為醣類或酒精攝取量過多所引起。

尤其是有肌少性肥胖（第40～41頁）的人，必須重新檢視飲食習慣，確認醣類攝取量是否過高，並確實調整飲食內容。認為自己攝取過多醣類的人，請用小一點的碗來盛飯，晚餐不要吃主食，並且改掉吃零食的習慣。

市售的加工食品其實也含有大量的醣類。我自己平常到超市或是便利商店採買食物時，都會留意**包裝上標示的原料成分，並且避開成分排行前三名裡出現「砂糖」、「醣類」的食品**。

咖哩飯、麵類、炒飯等方便的外食，雖然含有醣類，但是其他的營養成分卻嚴重不足。

注意！含醣量高的食物

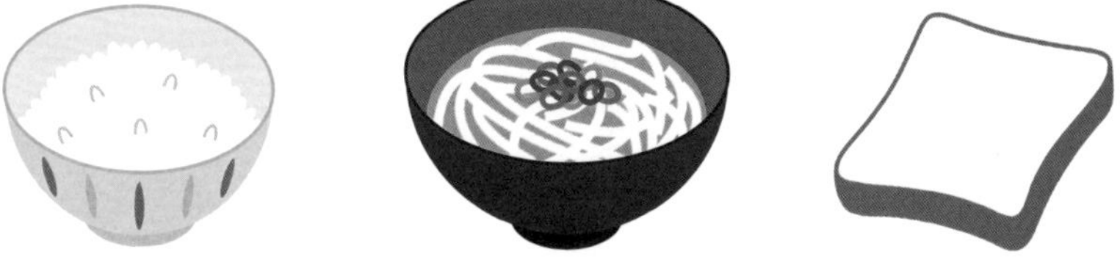

白飯　麵類　麵包

糙米優於白飯、蕎麥麵優於烏龍麵，雖然都是主食，但茶色食品比經過精緻化的白色食品更好。尤其糙米和蕎麥麵擁有豐富的膳食纖維和礦物質，可減緩血糖值升高。

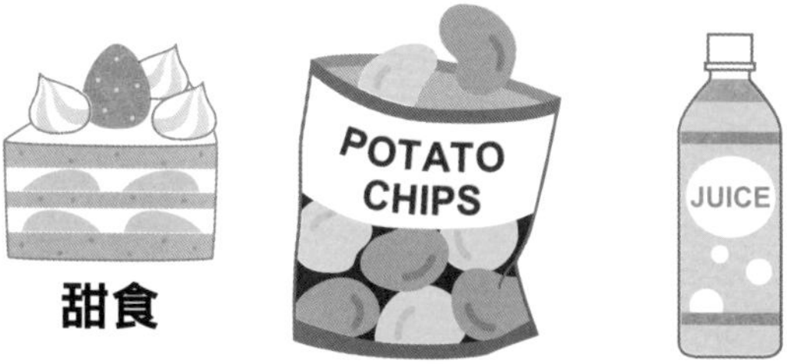

甜食　零食餅乾　清涼飲料

拉麵和白飯、義大利麵和甜點，這種雙重打擊的菜單組合更是碰不得。請各位偶爾嘗試看看，試著培養起不再過度依賴碳水化合物的飲食習慣。例如外食時盡量選擇肉類或是魚類的套餐組合、不吃加大或加飯的食物分量、加點小菜或沙拉等附餐。

不過這裡也要提醒各位，**完全不攝取醣類的極端飲食無益於身體健康**。醣類對我們人體而言，依然是必要的營養元素。尤其是食量漸漸變小的銀髮族，更要注意避免低營養的飲食方式，一天三餐的飲食攝取上請務必謹記「營養一定要均衡」這個原則。

生活小技巧

小心跌倒與吸入性肺炎！掌握補水時機，口渴前就喝水

人體所儲存的含水量會隨著年齡而異，一般成年男性的含水量為其體重的60%。然而人體水分會隨著年紀增加而逐漸減少，高齡者身體的水分與二十多歲的年輕人相比，會降至50%左右。

水分本來就相對變少的高齡者，哪怕只是稍微留一點汗，身體就會陷入脫水狀態。因此高齡者容易在天氣燠熱的時期中暑。

體內含水量不足，會使血液更加黏著，更容易形成血栓，進而提高罹患腦中風或心臟病的風險。不僅如此，含水量低也會導致口腔內的雜菌增加繁殖，引發吸入性肺炎或支氣管炎。除此之外，身體缺水還會引起暈眩、精神恍惚，不慎發生跌倒、骨折等意外，最後演變成需要長期照護的處境。

請各位務必記住，**當我們年紀愈來愈大，就愈不容易感到口渴**。如果沒有水分不足的自

補充水分的重要時機

①運動前和運動後

②洗澡前和洗澡後

③就寢前和起床時

④飲酒過後

⑤氣溫或室溫高時

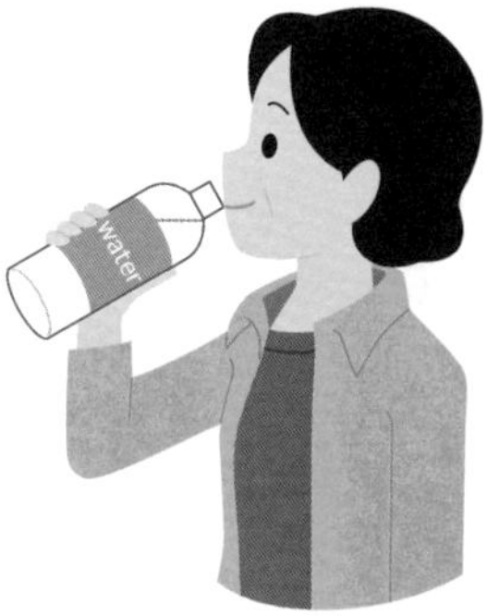

年紀變大以後，身體的感覺功能會下降，因此不容易感到口渴。即使不覺得口渴，也要經常補充水分，每次補充100～200ml。

覺，就很容易因為「隱性脫水」而發生突然昏倒的危險情況。因此在練習肌肉體操或是健走之前，還有過了正中午的時候，都要在**感覺口渴之前補充水分**，希望各位務必養成這個習慣。

我們多半以為，只有在氣溫高、溼度也高的夏季才需要多補充水分，但其實從空氣愈來愈乾燥的秋季直到入冬季節，我們都必須時時刻刻留意體內水分的補充。新聞報導也不時可見不少人因為在寒冬時期使用暖器，卻意外引發脫水的例子。另外，在此也要補充提醒，平時有長期服用高血壓藥和利尿劑的人，身體也很容易流失水分，更要多加注意水分的補充。

生活小技巧

維持健康習慣的祕訣就是讓健康紀錄「看得見」

有益身體健康的生活習慣當中，最難維持的項目就是運動。但就像我已經說過的，一定要持續運動才有意義。

讓自己堅持運動下去的祕訣，就是記錄。透過持續測量並記錄運動的成果，讓成效「看得見」，這樣便會產生想要更加努力、使數據更加漂亮的念頭，自然而然地提高動力。持續記錄的另一個好處，就是可以看到從過去至今付出的種種努力，若是就這麼半途而廢了，我們難免會覺得很可惜。日本前陣子很流行的減肥紀錄法，正是利用人類這樣的心理機制設計而成。

我推薦的「三大紀錄神器」有**計數器**、**體脂計**、**血壓計**。如果你沒有任何一種工具，那請先準備一台計數器。

可以利用手機的APP或是電腦軟體來管理紀錄數據，也可以準備一本專用的健康紀

三大紀錄神器

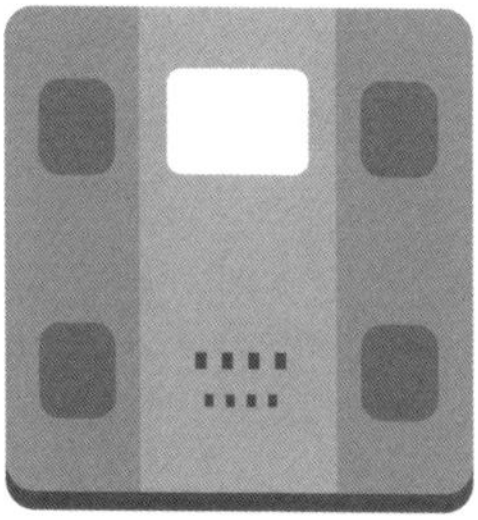

體脂計

請準備可同時測量體重、檢測肌肉率和體脂肪率的款式！

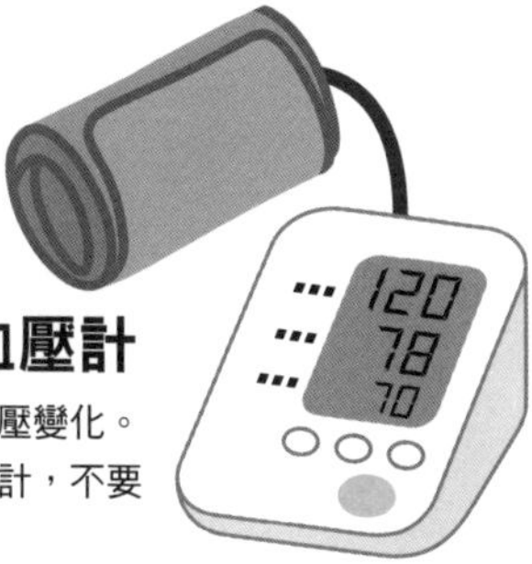

血壓計

定期量血壓，記錄血壓變化。建議使用手臂式血壓計，不要使用手腕式。

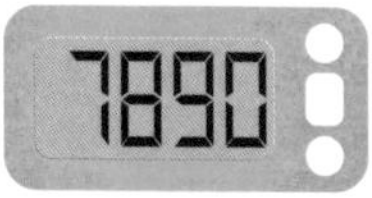

步數計

確認每日步數的必要工具，請記得每天都要帶在身上。

也可以活用手機APP！

APP可以自動計算一個月或一年的平均步數，還能儲存過去以來全部的健走紀錄，其附帶功能也能督促我們提高運動的動機，十分方便。

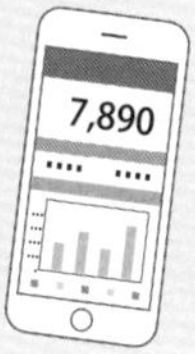

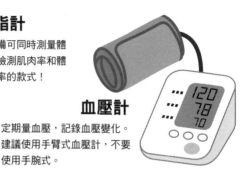

錄筆記本，另外也很推薦**記錄在全家人都看得見的地方**。

以個人習慣為例，我自己在家中會把步數和體重記錄在客廳的月曆上。每當我想稍微偷個懶時，孩子就會跑來對我說：「爸爸！不管是讀書還是運動，都應該堅持下去，這樣才有用吧？」刻意讓自己身處在隨時受他人督促的情境裡，也是敦促自己持續運動的一種方法。其他像是對家人誇下海口，或是找夥伴一起運動並且記下成果，這些都是有效的方法喔。

人生小技巧

「外出」是鍛鍊大腦的終極方法 心靈、身體、大腦都能回春！

現今有三個關於健康長壽的關鍵詞正備受矚目。第一，**飲食**；第二，**運動**；第三，**社會參與**。

社會參與聽起來有些費解困難，但簡單來說，即是「人與社會的關聯」，也就是**走出家裡，和各式各樣的人進行交流與互動**。

與女性相比，男性尤其在工作以外的場合，似乎更不擅長建立起人際關係。有些男性從職場退休以後，因為日常不需要每日頻繁出門辦事情，於是便整天待在家裡看電視——這樣的習慣不僅降低活動量、加速全身肌力退化之外，還會對腦部帶來負面的影響。大腦與肌肉一樣，如果沒有經常施予一定程度的刺激或負荷，大腦功能只會變得愈來愈糊塗。若我們從更廣泛的面向來看，人體任何一處部位一旦不使用，該部位便會失去功能、開始萎縮，逐漸走向廢用一途。

與人接觸是最好的健康妙方

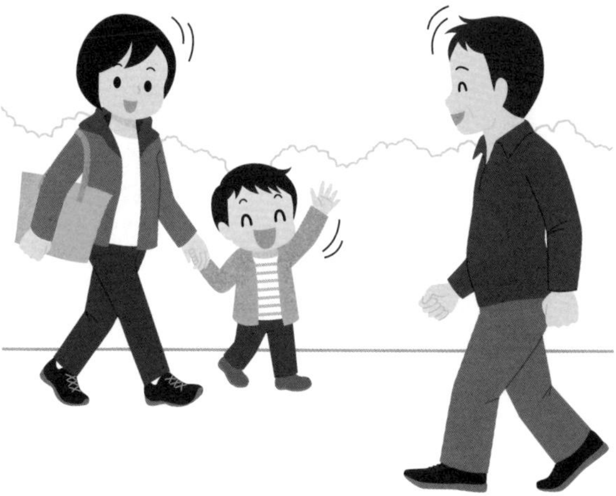

健康長壽的三大要點為①飲食、②運動、③社會參與。日本厚生勞動省的數據顯示，與地區或社會保持連結，可降低長期照護和長期臥床的風險。

根據日本厚生勞動省多年來的統計數據可得知，**獨居老人需要長期照護的風險更高**。這是因為他們一個人獨自生活、足不出戶，鮮少有機會與人接觸，社會性容易降低。

即使是有另一半的人，兩個人同時離世的機率也很低。當孩子各自成年獨立，年邁夫妻中的其中一人先行離開，留下的人就得過上獨居生活，這樣的情況並不少見。

健康長壽的祕訣，在於即使在家裡以外的地方，也能繼續扮演其他角色或是保有生存意義。例如與住家當地社區的居民交流、參加同好會活動、從事志工活動或工作等。**銀髮族更應該多多外出，建立自己在社會上的歸屬感**。

人生小技巧

100歲以前，你想做什麼？為接下來的人生訂下目標吧！

你打算活到幾歲呢？

我經常在演講時，向在場的聽眾拋出這個問題。然而，往往卻沒有幾個人能夠馬上回答我。有些人對這個問題抱持著模糊的想法，有些人則希望能健康活到老，除此之外，幾乎沒有人對未來勾勒出一個明確的想像。

因此，我要向各位提出一個想法，請你們設下這個目標——**我要活到100歲，在迎向100歲以前，我要完成這些事情！**

我的祖母在4年前迎來99歲，人生就此劃下句點。她每天都努力地活動身體，直到生命的最後一刻都依然精神飽滿。她在98歲那年，也就是去世的前一年，還能開開心心地出國到臺灣旅行呢！祖母在臺灣旅遊時，有人好奇地詢問她的年紀，大家一聽到她的實際年齡，都跑來跟她握握手，沾沾「福氣」。

把想做的事情或目標寫下來

例／參加孫子的婚禮！

夫妻兩人一起去歐洲旅行！

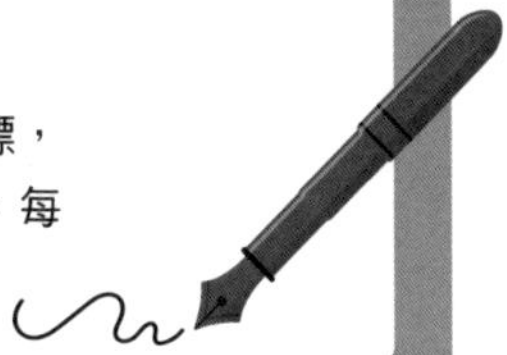

請思考在接下來的人生裡，你想要達成什麼樣的目標，並且實際寫下來。製作屬於你的「終老願望清單」，每完成一項目標，就在上面打勾吧。

而我的目標，便是刷新祖母的紀錄，99歲時要去臺灣旅行。

人們即使知道什麼是「對的事情」，但能只為了這件事而全心全意投入努力的人，卻是少之又少。不過，只要是**為了目標、為了想做的事或喜歡的事，我們就能努力實踐**。如果是為了能夠做想做的事而撥出心思，留意生活細節，而不是為了維持健康才特意執行，那我們就更可以維持動力、持續堅持下去。

「都這把年紀了，還在談什麼人生目標？」請不要這樣笑一笑就算了，務必認真想一想。你所訂下的目標，會成為你走向健康之路的基石。

運動，即是讓「運」「動」起來。只要活動身體，就能打開新人生！

我認為，**對人類來說，運動是很棒的萬靈丹**。

運動所帶來的好處，簡直數也數不清。

運動可以預防並改善現代人的生活習慣病、動脈硬化，還能提升身體新陳代謝能力與心肺機能。有了體力，身體便不容易感到疲憊，免疫力也會變好。此外，根據近年來的研究可以得知，每當我們活動肌肉，體內就會分泌出各式各樣的激素（使身體維持健康運作的物質）。運動所帶來的效果超群，讓我們擁有健康的體型、富有彈性的肌膚，外表看起來更年輕。

運動不僅有益身體健康，也會為大腦或心理帶來正面的影響。運動可以調整自律神經系統，消除壓力或是「總是不舒服」的亞健康狀態。此外，運動還能降低罹患失智症或憂鬱症的風險，而且還有研究報告指出，運動能夠增強記憶力。

如果想要從藥物或保健食品中獲得如此多樣的功效，到底要吃多少才有用呢？

但是，如果你願意**每天都持續做肌肉體操和健走，就能一舉獲得如此多樣的效果**。相信世界上任何地方都找不到如此有效的萬靈丹。

我個人還實際體驗過另一種運動效果。

那就是——**改變人的「運氣」**。

運動兩個字寫起來，就是讓「運」「動」起來。只要活動身體，體重計上的數字、健康檢查的數值都會有所變化；只要出入醫院的次數變少，就能延長體驗人生的時間。如此一來，停滯不前的運氣也會跟著動了起來，逐漸為我們打開新人生。

或許有些人會認為上述不過是筆者的歪理，但我實際花了很多年，**親眼見證許多高齡者藉由活動身體，大幅改變了自己的人生**。我要一再地強調，**運動所帶來的好處，與年齡無關**。

面對人生步入百年階段，是否要活出自己、享受人生，完全取決於**「你自己」**。

2019年7月　作者筆

PROFILE

久野譜也

1962年生，筑波大學大學院人類綜合科學研究科教授。
畢業於筑波大學體育專門學群，同所醫學研究科博士課程修畢，擁有醫學博士學位。
曾任東京大學助理、筑波大學體育科學系講師，2011年起擔任現職。2002年推動健康事業，成立由筑波大學發跡的初創企業「筑波養生研究機構」。該機構的目標是針對超高齡社會「以科學根據為基礎，建立日本健康政策」，與超過100個自治團體合作，致力於健康教育。著有《體脂肪＆肥贅肉OUT！29招打造逆齡S曲線》（養沛文化）、《三招舒通股關節，徹底擺脫疼痛！》（健行）等書。

STAFF

裝幀：河南祐介(FANTAGRAPH)
內文設計：平田治久(NOVO)
攝影：岡田ナツ子
髮型：中村未来(オン・ザ・ストマック)
模特兒：岡崎 智(オスカープロモーション)
插畫：湯沢知子
指導：鶴園卓也(つくばウエルネスリサーチ)
編輯協力：五十嵐有希　浅羽 晃
編輯：三宅礼子

逆齡抗老的7秒肌肉操

出　　版／楓葉社文化事業有限公司
地　　址／新北市板橋區信義路163巷3號10樓
郵政劃撥／19907596　楓書坊文化出版社
網　　址／www.maplebook.com.tw
電　　話／02-2957-6096
傳　　真／02-2957-6435
作　　者／久野譜也
翻　　譯／林芷柔
責任編輯／江婉瑄
內文排版／洪浩剛
校　　對／邱鈺萱
港澳經銷／泛華發行代理有限公司
定　　價／300元
初版日期／2021年1月

國家圖書館出版品預行編目資料

逆齡抗老的7秒肌肉操 / 久野譜也作；林芷柔翻譯. -- 初版. -- 新北市：楓葉社文化事業有限公司, 2021.01　面；公分
ISBN 978-986-370-248-1（平裝）
1. 健身運動 2. 運動健康
411.711　109017394